看護師のための
抗がん薬
取り扱いマニュアル

曝露を防ぐ基本技術【第2版】

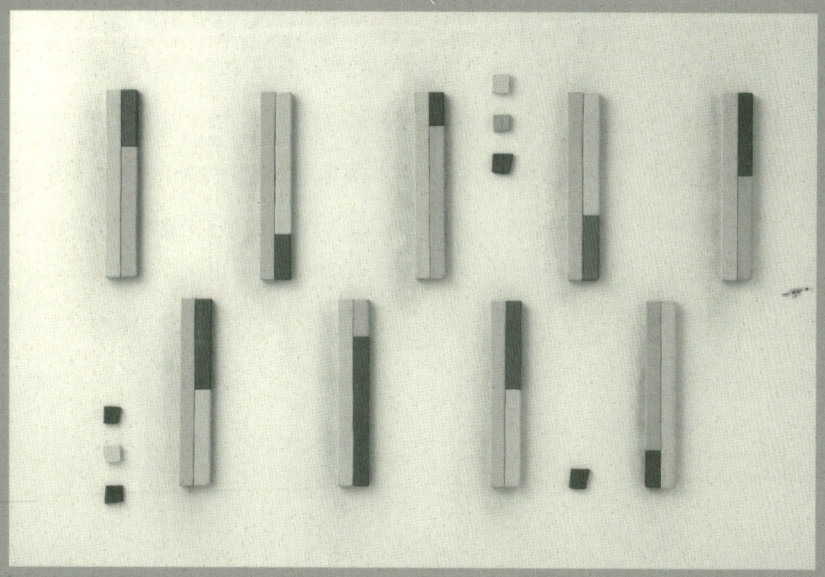

Ishii Noriko
石井範子
［編］

The handling-manual of antineoplastic drugs for nurse:
ゆう書房　basic skills to prevent from occupational exposure

<編 集>
石井　範子（秋田大学大学院医学系研究科保健学専攻基礎看護学講座・教授）

<執 筆>（執筆順）
石井　範子
杉山　令子（秋田大学大学院医学系研究科保健学専攻基礎看護学講座・助教）
菊地　由紀子（秋田大学大学院医学系研究科保健学専攻基礎看護学講座・助教）
佐々木　真紀子（秋田大学大学院医学系研究科保健学専攻基礎看護学講座・教授）
長谷部　真木子（秋田大学大学院医学系研究科保健学専攻基礎看護学講座・准教授）
工藤　由紀子（秋田大学大学院医学系研究科保健学専攻基礎看護学講座・助教）
長岡　真希子（秋田大学大学院医学系研究科保健学専攻地域・老年看護学講座・講師）

第2版の序

　抗がん薬には，それを取り扱う医療従事者に対しても健康影響を及ぼす危険性があることを著者らが強く認識したのは，1990年代の終わり頃でした。それ以来，著者らの研究グループでは，看護師や薬剤師などの医療従事者に及ぼす健康影響に注目した海外の論文や，米国の労働安全衛生局（OSHA），病院薬剤師会（ASHP），がん看護学会（ONS）のガイドライン，労働安全衛生研究所（NIOSH）のAlertなどを読み，日本の看護の現場でも活用できる曝露防止マニュアルが必要であることを痛感しました。そうした文献講読の一方で，全国の看護師や看護部長に対する調査も行い，危険性の認識や安全対策の現状を把握しました。それらの結果を踏まえて，研究グループで検討を重ね「看護師のための抗癌剤取り扱いマニュアル（案）」を作成し，全国の病院の看護部長から評価をいただき，マニュアルは参考になる内容であることが確認されました。多くの病院から出版の希望があったため，2007年10月に，本書の初版を発行致しました。

　初版発行以降も，関連するさまざまな調査を実施してきました。2012年の調査では，全国の看護師500名の回答のうち，99％は抗がん薬取り扱い業務の危険性を認識していました。また，抗がん薬の混合調製を薬剤師が実施しているという病院も増加しました。著者らの"看護職の抗がん薬曝露防止"に向けた活動の開始以来，約10年間で医療現場における抗がん薬の曝露に対する意識は高まり，曝露対策は日本でも徐々に進んでいることが実感されます。診療報酬の改定や，抗がん薬の職業性曝露に関する研究報告の増加などが，それらの要因ではないかと考えられます。

　看護職は，抗がん薬の与薬準備から，与薬中，与薬後まで患者と接する必要があり，他の医療従事者よりも曝露の機会の多い職種です。今回の改訂では，新たな調査の結果や健康影響に関する測定結果をご紹介したほか，与薬のための種々の新しいデバイスの使い方などを中心に全体的に加筆修正しました。また，外来で化学療法を受け，治療後は在宅で生活する患者が増えており，患者の家族の曝露防止が必要になりました。著者らが2009年に作成した「抗癌剤曝露を防止するための患者・家族への指導指針（案）」を参考まで本書に掲載しております。これは，患者・家族に対して曝露防止策を指導する際に，看護職の皆様の資料にしていただきたいと思います。

　著者らは，2012年10月に，国家的な施策のもとに曝露防止策を講じている米国の病院を視察する機会を得ることができました。今回，日本とは異なる米国の病院の防止策や防護具などを取り上げ"Topics"として掲載することにしました。

　改訂版が引き続き，各医療機関において，看護職向けの手順やマニュアルを作成する際の参考にしていただけるものとなりましたら幸いです。また，よりよいマニュアルの作成に向けて，本書の内容に対する読者の皆様からの忌憚のないご意見をお待ちしております。

　なお，著者らの研究活動は日本学術振興会の科学研究費補助金により実施しました。

　2013年8月

石井　範子

目　次

第2版の序　i

第1部

いま求められる抗がん薬の曝露防止
（石井範子）

1　医療従事者における抗がん薬曝露防止の現状　1

1．欧米諸外国の動向　1
  A．抗がん薬の職業性曝露による健康影響への関心　1
  B．国および専門職団体によるガイドラインの制定　1
  C．健康影響についての研究報告　2
2．日本における抗がん薬の職業性曝露への関心　2
  A．専門職団体によるガイドラインの制定　2
  B．抗がん薬曝露防止に関する看護界の動き　2
  C．看護職の抗がん薬曝露防止への関心の現状　2

2　抗がん薬曝露防止のための施策の充実　3

第2部

抗がん薬の人体への影響と医療従事者の曝露の機会

1　抗がん薬とは何か（杉山令子）　7

1．がん細胞と抗がん薬　7
2．抗がん薬の分類　8
  A．殺細胞性抗がん薬　8
    a．アルキル化剤　8
    b．代謝拮抗剤　8
    c．アルカロイド系　11
    d．抗がん抗生物質　11
    e．トポイソメラーゼ阻害剤　11
    f．白金製剤　11
  B．ホルモン製剤　12
  C．その他の抗がん薬　12
    a．分子標的治療薬　12

        b．サイトカイン製剤　12
        c．分化促進剤　12
        d．非特異的免疫賦活剤　12

2　抗がん薬の薬物動態と薬理活性の特徴（菊地由紀子）13

  1．抗がん薬の吸収　13
  2．抗がん薬の分布　13
  3．抗がん薬の代謝　13
  4．抗がん薬の排泄　15
      A．抗がん薬の代謝と排泄経路　15
      B．抗がん薬の排泄時間　16

3　抗がん薬による健康影響（佐々木真紀子）16

  1．変異原性　19
  2．発がん性　20
  3．催奇形性と流産への影響　20
  4．精子毒性　21

4　看護業務と曝露の機会（石井範子）22

  1．抗がん薬の調製時と与薬時（長谷部真木子）23
      A．アンプルやバイアルに入った抗がん薬を取り扱う時　23
      B．不適切な注射器や針の使用時　24
      C．与薬時　24
  2．抗がん薬の運搬・保管時　24
  3．患者の体液が付着したリネン類の取り扱い時　25
  4．患者の排泄物の取り扱い時　25
  5．残薬や抗がん薬付着物等の廃棄時　25
  6．在宅における抗がん薬治療時　26

5　抗がん薬の曝露経路（工藤由紀子）26

  1．エアロゾルと微粒子の吸入　26
  2．皮膚・粘膜への接触による吸収　26
  3．薬剤の付着した食物や喫煙による経口摂取　27
  4．注射針の誤刺　27

6　抗がん薬曝露による急性中毒（石井範子）27

iii

第3部

抗がん薬曝露防止の実際

1 調製・与薬準備のための環境整備 （工藤由紀子） 31

1．調製・与薬準備のための環境整備の必要性 31

2．安全キャビネットの設置 31
 A．安全キャビネットの曝露防止における有効性 31
 B．安全キャビネットの機種 33
  a．クラスⅠ 33
  b．クラスⅡ 33
  c．クラスⅢ 34

3．安全キャビネット内で調製・与薬準備する場合の環境整備 35
 A．必要物品 35
 B．作業手順 36
 C．安全キャビネットの清掃 37
  a．清掃の必要物品 37
  b．清掃の手順 37
  c．次亜塩素酸ナトリウム・チオ硫酸ナトリウム溶液による清掃の意義 38

4．安全キャビネットがない場合の調製・与薬準備のための環境整備 39
 A．必要物品 39
 B．作業手順 40

2 防護具の活用 （工藤由紀子） 40

1．取り扱い作業の全過程における防護具の必要性 40

2．防護具の準備と装着の手順 41
 A．手袋 41
  a．手袋を用意するときの留意点 41
  b．手袋を装着する手順 42
 B．マスク 42
 C．保護メガネ・フェイスシールド 42
 D．ガウン 43
 E．ヘアキャップ 43

3．防護具の外し方と廃棄の手順 44
 A．手袋を外す 44
 B．ガウンを脱ぐ 44
 C．ヘアキャップ・マスク・保護メガネ・フェイスシールドを外す 44

3 安全な薬剤の取り扱い 45

1．調製・与薬準備 （長谷部真木子） 45

A．調製・与薬準備に共通する注意点　45
　　B．調製・与薬準備の手順（共通の注意点は除く）　45
　　　a．アンプルからの薬剤の吸い上げの手順　45
　　　b．バイアル内の液体薬剤の吸い上げの手順　47
　　　c．バイアル内の粉末薬剤の溶解・吸い上げの手順　47
　　　d．点滴バッグへの抗がん薬の注入の手順　49
　　　e．錠剤・カプセルの与薬準備の手順　49

２．保管・搬送（佐々木真紀子）　50
　　A．抗がん薬の保管の手順　50
　　B．抗がん薬の搬送の手順　51

３．与　薬（杉山令子）　52
　　A．与薬に共通する注意点　52
　　B．与薬方法別の必要物品　53
　　C．与薬方法別の手順　53
　　　a．点滴静脈内注射の手順　53
　　　●点滴セットのプライミングの手順　54
　　　　【抗がん薬が点滴バッグに混入されていない場合】　54
　　　　【抗がん薬が点滴バッグに混入されている場合】　54
　　　　　＜メインの輸液（抗がん薬以外）を用いたバックプライミング＞　54
　　　　　＜抗がん薬でない別の輸液を用いたプライミング＞　55
　　　●準備した点滴セットによる点滴静脈内注射の手順　56
　　　●終了した抗がん薬の点滴セットをメインルートから外す必要がある場合の手順　56
　　　●点滴静脈内注射の注意点　57
　　　b．静脈内注射の手順（原則として医師が施行）　57
　　　c．筋肉内注射・皮下注射の手順（原則として医師が施行）　59
　　　d．内服薬・局所薬の与薬の手順　59
　　　●経口与薬　59
　　　●経腸胃管や腸ろうチューブからの与薬　60
　　　　【簡易懸濁法を用いた薬剤の取り扱い】　60
　　　　【簡易懸濁法が用いられない場合の散剤の取り扱い】　61
　　　　【経鼻胃管や腸ろうチューブからの与薬方法】　61
　　　●坐薬・外用剤の与薬　61
　　　e．体腔内注入法の手順（腹腔内・胸腔内・膀胱内など）　61

４．こぼれた薬剤の処理（長岡真希子）　62
　　A．スピルキットの常備　62
　　B．処理方法　64
　　　a．安全キャビネットの外でこぼれた場合の手順　64
　　　b．安全キャビネット内でこぼれた場合の手順　65

５．抗がん薬付着物の廃棄（佐々木真紀子）　66
　　A．抗がん薬付着物の廃棄の手順　66
　　B．抗がん薬付着物の廃棄における注意事項　67

６．曝露時の緊急対応　68
　　A．抗がん薬への接触・エアロゾルの吸入・注射針誤刺時の対応　68

B．緊急対応プロトコールの設置とその内容 68
　　a．抗がん薬が皮膚や眼に接触した場合の緊急対応 68
　　b．エアロゾルを吸入した場合の緊急対応 68
　　c．抗がん薬投与に使用した注射針を誤刺した場合の緊急対応 69

4 抗がん薬治療中の患者へのケアにおける注意事項 69

1．治療中の患者の排泄物の取り扱い（菊地由紀子）69
A．トイレで排泄する場合の注意事項 69
B．床上排泄やポータブルトイレを使用する場合の注意事項 70
C．オムツに排泄する場合の注意事項 70
D．膀胱留置カテーテルを挿入している場合の注意事項 70
E．ストーマパウチの取り扱い 70
F．体液の取り扱い 71
G．吐物の取り扱い 71

2．治療中の患者のリネン類の取り扱い 71
A．患者の体液で汚染されたリネン類の交換手順 71
B．在宅におけるリネン類の取り扱いの手順 72

3．在宅治療中の患者と家族の曝露防護（長谷部真木子）72

第4部　79
看護職の抗がん薬曝露防止のために（石井範子）

1 看護職の教育体制の充実 79

1．院内教育の実施 79
A．院内教育・訓練の対象者と実施の時期 79
B．院内教育・訓練に含まれるべき内容 80

2．看護基礎教育課程における教育の推進 80
A．看護基礎教育課程における教育の現状 80
B．看護基礎教育課程における教育の必要性 81

2 医療施設の管理部門の役割 81

1．取り扱いガイドライン・マニュアルの設置 82

2．安全チェックリストの作成と活用 82

3．職員の健康管理 82
A．健康診断 82
B．妊娠への配慮 83
C．曝露時の緊急処置体制の整備 83

4．抗がん薬を取り扱う全職員への教育・訓練 83
　　5．管理部門による監視 84

Topics 85
米国における抗がん薬曝露防止の現状
（石井範子）

1 サンフランシスコの病院の視察から 85
2 視察した病院における抗がん薬の取り扱いと曝露防止策 86
　　1．抗がん薬取り扱いガイドライン・マニュアルの活用状況 86
　　2．入院患者用の抗がん薬の混合・調製の場所と施行者 86
　　3．化学療法に使用している点滴セットやデバイス 86
　　4．ベッドサイドにおける抗がん薬入り点滴バッグの接続や抜去 87
　　5．残薬・点滴セット・その他の抗がん薬が付着した廃棄物の処理 88
　　6．体液の処理──尿の処理，ストーマの処置，ドレーンからの排液の処理 88
　　7．抗がん薬が含まれる体液の付着したリネン類の交換 90
　　8．抗がん薬がこぼれた場合の処理 90
　　9．経口薬や経管用の抗がん薬の調製 91
　　10．患者・家族への抗がん薬曝露防護に関する指導 91
　　11．看護師への抗がん薬曝露防止に関する教育 91
　　12．抗がん薬取り扱いに関する労働安全衛生局（OSHA）の勧告・監査 92
3 抗がん薬曝露防止の取り組みを支えるもの 92

附　録
　参考資料1・抗がん薬の安全な取り扱いのためのチェックリスト 94
　参考資料2・抗がん薬取り扱い用品の価格例（2013年8月現在） 98

索　引 101

第1部

いま求められる抗がん薬の曝露防止

1 医療従事者における抗がん薬曝露防止の現状

1.欧米諸外国の動向

A.抗がん薬の職業性曝露による健康影響への関心

　抗がん薬を取り扱う医療従事者への健康影響が注目されるようになったきっかけは，1935年にイギリスのハドウ（Haddow）らが「実験動物の腫瘍成長を抑制する多環炭化水素に発がん性がある」という論文[1]を雑誌に公表したことである．以来これが，がん化学療法における「ハドウのパラドックス」として注目され，同様の研究が続けて行われるようになった[2)3]．

　その後，1979年にファルク（Falck）が，抗がん薬を取り扱った看護師の尿中変異原性物質は，抗がん薬曝露の考えられない精神科医や事務職員のそれと比べ有意に増加しているという研究を発表し，医療従事者が継続的に抗がん薬と接触することにより健康問題がもたらされる可能性のあることが示唆された[4]．このファルクの研究結果の追試は，各国で実施された．追試の結果は，実験条件の不揃いや実験方法の違いなどから必ずしも一様ではなかったものの，抗がん薬を取り扱う医療従事者の健康被害を懸念するに十分な研究報告が続いた[5)-7]．

B.国および専門職団体によるガイドラインの制定

　ファルクの報告やその追試と前後して，欧米諸国では抗がん薬を取り扱う医療従事者を職業性曝露から防護するための対策が検討されるようになった．1978年に，スウェーデンでは健康福祉省が「抗がん薬の安全な取り扱い指針」を制定し，1981年にはノルウェーの労働基準監督署がガイドラインを作成している．

　米国では，1980年代に入り労働安全衛生局（Occupational Safety and Health Association：OSHA）がガイドラインを策定してその遵守を勧告[8]しているほか，病院薬剤師会（American

Society of Health System Pharmacists：ASHP)[9]，がん看護学会（Oncology Nursing Society：ONS)[10] などの専門職団体も，それぞれガイドラインを発表した。

C．健康影響についての研究報告

欧米各国においては，抗がん薬曝露による看護師や薬剤師への健康影響について，接触性皮膚炎，角膜損傷，気管支炎，組織壊死等の急性中毒症状に関する報告（第2部 6 の項参照）や，催奇形性，発がん性，変異原性に関する報告（第2部 3 の項参照）などが行われている。

2．日本における抗がん薬の職業性曝露への関心

A．専門職団体によるガイドラインの制定

日本においては，抗がん薬を取り扱う医療従事者への健康影響を防止する取り組みは，国や専門職団体によるガイドラインの制定を見ても，欧米諸国と比較して著しく遅れた。1991年に日本病院薬剤師会では「抗悪性腫瘍剤の院内取扱い指針」を作成[11] しているが（1994年[12] と，2005年[13] に改訂），この指針は看護師など，薬剤師以外の医療職にはあまり普及していない。

2004年に日本看護協会が作成した「看護の職場における労働安全衛生ガイドライン」では[14]，ようやく看護職の抗がん薬取り扱いに関する指針も取り上げられるようになったが，いまだに日本では国家的な施策はとられていないために，日本病院薬剤師会や日本看護協会が作成したガイドラインのいずれも，法的な強制力を有しているわけではない。

B．抗がん薬曝露防止に関する看護界の動き

国および専門職団体によるガイドライン制定までは至らなかったものの，日本でも1980年代後半から欧米諸外国の抗がん薬曝露防止の取り組みに関心が持たれるようになった。とりわけ白戸は，1992年に362の職業性曝露関連の文献を引用して系統的かつ詳細な論文[15] を発表し，看護専門誌や医療廃棄物関連雑誌にも多くの論文を執筆して問題提起を行った[16]-[19]。

1990年代の初めには，白戸の論文に呼応するように，複数の看護専門誌で抗がん薬取り扱いに対する注意の喚起や曝露防止対策の必要性を述べた記事が掲載されるようになった[20]-[26]。

C．看護職の抗がん薬曝露防止への関心の現状

日本看護協会が全国の病院の看護管理者を対象に実施した1999年の「病院看護基礎調査」の結果では，抗がん薬の曝露について認識している施設は50％，防止対策を実施している施設は25％，今後の取り組みを予定ないし検討中としている施設は33％であったという[27]。

著者らが，2001年に全国313施設の抗がん薬を取り扱っている看護師を対象に実施した調査では[28]，抗がん薬を取り扱う機会が最も多い職種は看護師であり，病棟で準備作業を行ってい

る施設が最も多かった。しかも看護師の約40％が，抗がん薬の職業性曝露による危険性を認知していなかった。抗がん薬曝露防止策の実施は39％，作業環境に考慮している看護師が15％，排泄物取り扱い時に防護している看護師は7％という結果であった。この調査では抗がん薬の職業性曝露による危険性を知っている看護師は，自ら安全行動をとっている割合が有意に高いという結果も得られている。また，同じく313施設の看護部長を対象にした調査では[29]，作業環境に考慮している施設は40％，ガイドラインを有している施設は20％，抗がん薬を取り扱う機会が最も多い看護師に対し組織的な教育を実施している施設は約20％という実態であった。

その後，2012年に著者らは全国411病院（200床以上）の看護師を対象に調査を行い[30]，500名から回答を得たが，その調査では抗がん薬の職業性曝露の危険性を認知している看護師は回答者の98.8％を占めた。また，52.2％は「ガイドラインを設置し活用している」とし，56.6％が「抗がん薬の混合調製を薬剤部で薬剤師が行っている」と回答しており，日本の医療現場では約10年間のうちに抗がん薬の取り扱い方法や危険性に対する認知が大きく変化していることが明らかとなった。

わが国でも曝露防止に向けた動きが進展していることがうかがわれるが，その背景としては「がん化学療法看護認定看護師」の教育カリキュラムで取り上げられていることと，看護師を対象とした抗がん薬の職業性曝露に関する調査が徐々に行われるようになってきたこと[31]-[35]などから，看護師の関心が全般に高まってきていることが考えられる。また，病院機能評価において「抗がん剤は適切な環境下で薬剤師が混合調製している」という評価項目が掲げられていること，薬剤師による入院患者の抗がん薬調製が診療報酬の適用となったことなども，わが国の医療現場の変化の要因になっていると考えられる。

なお，2004年頃より，抗がん薬を取り扱う看護師に対する「umu テスト」による尿中変異原性物質の測定[36]や，コメットアッセイによるDNA損傷レベルを測定[37]する研究が行われるようになり，その結果，抗がん薬を取り扱う看護師ではDNA損傷レベルが有意に高いという報告が見られるようになった。

このように，わが国ではごく最近になって，抗がん薬の職業性曝露に関する調査研究や実験研究がようやく実施されるようになってきている[38]。

2 抗がん薬曝露防止のための施策の充実

わが国では，産業保健分野における有害物取扱者の健康被害を予防するための方法として，いわゆる五管理（①作業環境管理，②作業管理，③健康管理，④健康教育，⑤健康管理体制）の構築が謳われている。看護師・薬剤師などの医療従事者や，医療施設の廃棄物処理担当者，患者・家族などが抗がん薬に曝露しないよう防護するには「五管理」の遂行が重要である。

これら5つの側面からの管理の遂行には，各医療施設においては経費や作業スペースの確保

等が必要となる。しかし，抗がん薬の職業性曝露の実態に対する施設管理者の関心は一律には高いとは言えず，"五管理の実現"はごく一部の施設に限られている現状である。したがって医療従事者等における抗がん薬の曝露防止策の推進・充実には，法的強制力を有する国家的な施策が不可欠であるが，わが国ではそうした動きはまだ緒についていない。

　上述のように，抗がん薬曝露防止について，欧米諸国では1970年代から国家的な取り組みが開始されてきているが，わが国の現状では，そうした諸外国における成果や基準なども参考にしながら，最新情報の収集に努めて，まずは各医療施設において自主的・組織的な取り組みを推進することが必須となっている。

　その際には，薬剤調製・与薬業務など抗がん薬取り扱い作業の多くを担う看護部門の活動は極めて重要となろう。

　こうした日本における看護の職場の実態と変化を踏まえ，本書では看護職の抗がん薬曝露の危険性を伝える教育体制づくり，職場の管理体制づくりの必要性も含めて曝露防止の進め方を具体的に示していきたい。

引用・参考文献

1) Haddow, A.: Influence of certain policyclic hydrocarbons on the growth of the jenson rat sarcoma, Nature, 136, pp. 868-869, 1935.
2) Haddow, A.: Cellular inhibition and the origin of cancer, Acta Unio Internant Contra Cancrum, 3, pp. 342-353, 1938.
3) Haddow, A., Harris, R. J. C., Kon, G. A. R., et al.: The growth-inhibitory and carcinogenic properties of 4-aminostilbene and derivatives., Philos Trans R Soc Lond, A241, pp. 147-195, 1948.
4) Falck, K., Grohn, P., Sorsa, M., et al.: Mutagenicity in urine of nurses handling cytostatic drugs. Lancet, 313(8128), pp. 1250-1251, 1979.
5) Sorsa, M. et al.: Occupational exposure to anticancer drugs; Potential and real hazards, Mutation Research, 154, pp. 135-149, 1985.
6) Harrison, B. R.: Safe handling of cytotoxic drugs; A review, The chemotherapy source book (Ed.: Perry, M. C.) Chapter 46, pp. 799-832, Williams & Wilkins, 1992.
7) Stellman, J. M., et al.: Cancer chemotherapeutic agents as occupational hazards: A literature review, Cancer Invest, 4, pp. 127-135, 1986.
8) Occupational Safety and Health Administration: Work practice guidelines for personnel dealing with cytotoxic (antineoplastic) drugs, Am J Hosp Pharm, 43, pp. 1193-1203, 1986.
9) American Society of Hospital Pharmacists (ASHP): Technical assistance bulletin on handling cytotoxic and hazardous drugs, Am J Hosp Pharm, 47, pp. 1033-1049, 1990.
10) Oncology Nursing Society: Safe handling hazardous drugs, Pittsburgh: ONS, pp. 1-56, 2003.
11) 日本病院薬剤師会学術委員会：抗悪性腫瘍剤の院内取り扱い指針，日本病院薬剤師会，1991．
12) 日本病院薬剤師会学術委員会：抗悪性腫瘍剤の院内取り扱い指針・第2版，日本病院薬剤師会，1994．
13) 日本病院薬剤師会監修：抗悪性腫瘍剤の院内取り扱い指針・改訂版：抗癌薬調製マニュアル，じほう，2005．

14) 日本看護協会編：看護職の社会経済福祉に関する指針，日本看護協会出版会，pp. 42-43, 2004.
15) 白戸四郎：抗悪性腫瘍剤を主とする細胞毒素性薬剤の問題点，医療廃棄物研究，5, pp. 11-32, 1992.
16) 白戸四郎：医療廃棄物が提起する問題－抗癌薬の環境のリスクを恐れよ，新医療，18(11), pp. 30-32, 1992.
17) 白戸四郎：医療廃棄物から医療，環境，地球を考える，病院，51, pp. 214-223, 1991.
18) 白戸四郎：薬理学的にみた抗癌薬，看護管理，2, pp. 293-299, 1992.
19) 白戸四郎：抗悪性腫瘍剤の危険とは，看護，44(7), pp. 22-28, 1992.
20) アン・ハーディ：アメリカにおける抗悪性腫瘍剤の取り扱い，看護管理，2, pp. 266-272, 1992.
21) 柿川房子：欧米におけるマニュアル紹介，看護管理，2, pp. 273-277, 1992.
22) 藤田健二・古泉秀夫・下川正見：アメリカにおける抗癌薬混注業務の実情，看護管理，2, pp. 279-286, 1992.
23) 大倉久直：臨床医の立場からみた抗癌薬の副作用と安全性，看護管理，2, pp. 287-292, 1992.
24) 江口久恵・大黒正夫・田口隆久：抗癌薬混注調製の危険とその対応，看護，44(7), pp. 29-42, 1992.
25) 真壁玲子：抗悪性腫瘍剤の安全な取り扱い，看護，44(7), pp. 43-49, 1992.
26) 今村勢子・アン・ハーディ：抗悪性腫瘍剤の安全な取り扱いについて，看護，44(7), pp. 52-59, 1992.
27) 奥村元子：看護職にとっての病院における危険への対処，看護，52(6), pp. 52-53, 2000.
28) 石井範子・嶽石美和子・佐々木真紀子・村田勝敬：抗癌薬取扱い看護師の職業性曝露に関する認識と安全行動，日本公衛誌，52, pp. 727-735, 2005.
29) 石井範子・佐々木真紀子・長谷部真木子・長岡真希子・小稗文子・杉山令子・工藤由紀子：日本の医療施設における看護師の抗癌剤取扱いと曝露防止策，秋田大学医学部保健学科紀要，17(1), pp. 23-30, 2009.
30) 菊地由紀子・石井範子・工藤由紀子・長谷部真木子・杉山令子・長岡真希子・佐々木真紀子：抗がん剤化学療法中及び治療後の看護における曝露防止の現状，日本がん看護学会誌，27巻，特別号，p. 378, 2013.
31) 杉山令子・佐々木真紀子・長谷部真木子・長岡真希子・菊地由紀子・工藤由紀子・石井範子：訪問看護師の抗がん剤による職業性曝露の健康影響の認知と曝露防止策の実施状況，日本がん看護学会誌，25(3), pp. 12-20, 2011.
32) 早出春美・白鳥さつき・中畑千夏子・渡辺みどり・葛城彰幸：長野県内で働く看護職者の抗がん剤への曝露に関する知識と予防行動，長野県大学紀要，13, pp. 51-60, 2011.
33) 菊地真・前田邦彦：山形県内における看護師による抗がん剤取扱いの実態に関する調査，山形保健医療研究，14, pp. 11-26, 2011.
34) 三宅知宏，藤岡満・森正秀・片岡康・奥田真弘：三重県下施設の抗がん剤調製時における曝露防止の実態調査とガイドライン普及度の検討，日病薬誌，47(11), pp. 1425-1429, 2011.
35) 小野裕紀・萬年琢也・結城正幸・細谷敏子：がん診療連携拠点病院の看護師に対する抗がん剤の曝露に関する実態調査，日病薬誌，45(11), pp. 1505-1508, 2009.
36) 小坂博・吉田仁・冨岡公子・熊谷信二：呼吸器血液病棟における看護師の抗悪性腫瘍剤曝露について，産衛誌，47, 臨時増刊号，p. 540, 2005.
37) 吉田仁・小坂博・冨岡公子・熊谷信二：呼吸器血液病棟における看護師の抗悪性腫瘍剤曝露について，産衛誌，47, 臨時増刊号，p. 541, 2005.
38) Sasaki, M. et al.: Assessment of DNA Damage in Japanese Nurses Handling Antineoplastic Drugs by the Comet Assay, J Occup Health, 50, pp. 7-12, 2008.

（石井範子）

第2部

抗がん薬の人体への影響と医療従事者の曝露の機会

1 抗がん薬とは何か

1．がん細胞と抗がん薬

　抗がん薬の標的であるがん細胞は，細胞周期と呼ばれるヒトの一連の細胞分裂過程を通して増殖し，正常な生体機能に障害を与えている。このがん細胞の分裂過程のどの時点かを特異的または非特異的に阻害することによって，がん細胞増殖を阻止しようと人体に投与される化学物質が抗がん薬である。

　ところが，生体内において抗がん薬が抗がん作用を発揮するとき，正常細胞も同様に傷害される危険性がある。それは，ヒトの正常細胞もまた，機能維持のため一定の細胞周期で分裂・増殖しているからである。特に，細胞分裂の盛んな骨髄細胞，消化管上皮細胞，毛根細胞などには傷害が及びやすい。

　そのため，一般にもよく知られているように，抗がん薬投与の副作用として骨髄障害（白血球減少，血小板減少），消化器症状（口内炎，悪心・嘔吐，下痢），脱毛などが起きやすい。このように，抗がん薬は細胞増殖抑制薬としての性質を持つが，細胞周期の回転の速い（増殖が速い）細胞ほど抗がん薬への薬物感受性が高い[1)2)]。

　なお，細胞周期とは，細胞が分裂して増殖していく際の一定の細胞生成過程のことであり，この過程は正常細胞，がん細胞どちらにおいても同様である。細胞周期は，①細胞分裂の準備のためにDNAの複製が行われている期間（S期：synthesis phase：複製期），②有糸分裂が行われる期間（M期：mitotic phase：分裂期），③S期に入る前の準備期間（G1期：gap 1：複製準備期），④M期に入る前の準備期間（G2期：gap 2：分裂準備期）という4つの段階によって構成されている。なお，細胞周期のうち細胞分裂が休止している時期のことをG0期という。

2．抗がん薬の分類

　抗がん薬は，その作用機序や薬剤材料の由来から，①殺細胞性抗がん薬，②ホルモン製剤，③その他の抗がん薬に分類される。主要な抗がん薬の分類と，それぞれの一般名，および標準治療における標的がん腫の表を示す（表1，p. 9～10）とともに，分類ごとにその作用機序などについて概説する。

　いずれの抗がん薬も，その作用機序はがん細胞分裂過程のどこかを特異的または非特異的に阻害することでがん細胞増殖を阻止しようとするものであるため，同じ作用機序によって人体（正常細胞）にも毒性を持つ。

A．殺細胞性抗がん薬
a．アルキル化剤
　アルキル化剤は，がん細胞のDNAを構成する塩基や蛋白質に対してアルキル基を結合させ，DNAの二本鎖間に生じる架橋（クロスリンク：2つの原子間における共有結合の形成による連鎖）により，がん細胞のDNA複製（遺伝情報を保持している染色体からまったく同じ染色体が複製され，その形質が娘細胞に伝わる過程）とRNAへの転写（染色体に保持された遺伝情報が同じ核酸の1種であるメッセンジャーRNAに写し取られる過程）を阻害し，がん細胞に対する殺細胞作用を発揮させようとするものである。

　アルキル化剤の作用は細胞周期非特異的に起こるため（細胞分裂周期のどの時点にあるかにかかわらず効果が得られる），G0期の細胞にも作用する（ただし急速に分裂している細胞に対して最も殺細胞作用が高い）。そのためアルキル化剤の作用は投与スケジュールに非依存的である。したがって，他の分類の抗がん薬と比較し，より直線的な容量—効果関係が認められ，その性質を利用して大量化学療法にも使用されている[3)4)]。

　アルキル化剤には細胞毒性に加えて変異原性や発がん性を有することが知られており[5)6)]，急性白血病など二次性悪性疾患も招くことがある。

b．代謝拮抗剤
　代謝拮抗剤は低分子の化合物で，がん細胞の複製・成長に必要な生理活性物質と化学的性質が類似する物質である。そのためがん細胞はこれを正常な生理活性物質と誤って認識し，細胞内に取り込んでしまう。取り込まれた代謝拮抗剤は，がん細胞内で代謝反応を阻害することによってDNA生合成を障害し，がん細胞の増殖を抑制する。細胞増殖のS期（DNAの複製期）において効果を発揮し，細胞増殖の盛んな組織に最も効果的である。

　代謝拮抗剤の薬力学的な特徴は，原則的には容量依存的に効果が出現しないこと，すなわちある薬物容量に達すると，それ以上容量を増加しても抗がん作用が増強しないことである[6)7)]。

表1 主要な抗がん薬の分類と標的がん腫

分類	一般名	標準治療における標的がん腫
殺細胞性抗がん薬		
アルキル化剤	シクロホスファミド	多発性骨髄腫, 悪性リンパ腫, 乳がん, 急性白血病, 真性多血症, 肺がん, 神経腫瘍
	イホスファミド	肺小細胞がん, 前立腺がん, 子宮頸がん, 骨肉腫, 肺細胞腫, 小児固形腫瘍
	ブスルファン	慢性骨髄性白血病, 真性多血症
	チオテパ	慢性リンパ性白血病, 慢性骨髄性白血病, 乳がん, 卵巣がん, 膀胱腫瘍, 悪性リンパ腫, 胃がん, 肺がん
	ダカルバジン	悪性黒色腫, ホジキンリンパ腫
	メルファラン	多発性骨髄腫
	TS-1	胃がん, 大腸がん, 頭頸部がん, 肺がん, 乳がん
代謝拮抗剤	メトトレキサート	急性白血病, 乳がん, 肉腫, 胃がん
	フルオロウラシル	胃がん, 大腸がん, 乳がん, 子宮頸がん, 肝臓がん, 膵癌, 食道がん
	テガフール・ウラシル	頭頸部がん, 胃がん, 大腸がん, 肝臓がん, 胆・胆管がん, 膵臓がん
	シタラビン	急性白血病, 胃がん, 胆嚢がん, 胆道がん, 膵臓がん, 肺がん
	カペシタビン	乳がん, 結腸がん, 胃がん
	ゲムシタビン塩酸塩	非小細胞肺がん, 膵がん, 胆道がん, 尿路上皮がん
	メルカプトプリン水和物	急性白血病, 慢性骨髄性白血病
	フルダラビンリン酸エステル	慢性リンパ性白血病
	ヒドロキシカルバミド	慢性骨髄性白血病
アルカロイド系	ビンクリスチン硫酸塩	白血病
	ビンブラスチン硫酸塩	悪性リンパ腫, 絨毛性疾患, 胚細胞腫瘍
	ビンデシン硫酸塩	急性白血病, 悪性リンパ腫, 肺がん, 食道がん
	ビノレルビン酒石酸塩	非小細胞肺がん, 乳がん
	パクリタキセル	卵巣がん, 非小細胞肺がん, 乳がん, 子宮体がん
	ドセタキセル水和物	乳がん, 非小細胞肺がん, 胃がん, 頭頸部がん, 卵巣がん
抗がん抗生物質	ドキソルビシン塩酸塩	悪性リンパ腫, 肺がん, 胃がん, 胆嚢がん, 胆管がん, 膵がん, 乳がん, 膀胱がん, 骨肉腫
	ダウノルビシン塩酸塩	急性白血病
	エピルビシン塩酸塩	急性白血病, 悪性リンパ腫, 乳がん, 卵巣がん, 胃がん, 肝がん
	イダルビシン塩酸塩	急性骨髄性白血病
	マイトマイシンC	慢性リンパ性白血病, 慢性骨髄性白血病, 胃がん, 結腸がん, 直腸がん
	アクチノマイシンD	ウィルムス腫瘍, 絨毛上皮がん, 破壊性胞状奇胎, 小児悪性固形腫瘍
	ブレオマイシン塩酸塩	皮膚がん, 頭頸部がん, 肺がん, 食道がん
トポイソメラーゼ阻害剤	イリノテカン塩酸塩水和物	小細胞肺がん, 非小細胞肺がん, 子宮頸がん, 卵巣がん, 胃がん
	エトポシド	肺小細胞がん, 悪性リンパ腫, 子宮頸がん, 卵巣がん
白金製剤	シスプラチン	精巣腫瘍, 膀胱がん, 腎盂・尿管腫瘍, 前立腺がん, 卵巣がん, 頭頸部がん, 非小細胞肺がん, 食道がん, 子宮頸がん, 神経芽細胞腫
	カルボプラチン	頭頸部がん, 肺小細胞がん, 精巣腫瘍, 卵巣がん, 子宮頸がん
	オキサルプラチン	大腸がん
	ネダプラチン(254-S)	頭頸部がん, 肺小細胞がん, 肺非小細胞がん, 食道がん, 膀胱がん, 精巣腫瘍, 卵巣がん, 子宮頸がん

(次頁に続く)

ホルモン製剤		
抗エストロゲン剤	タモキシフェンクエン酸	乳がん
アロマターゼ阻害剤	アナストロゾール	乳がん
	レトロゾール	乳がん
プロゲステロン剤	メドロキシプロゲステロン酢酸エステル	乳がん，子宮体がん
LH-RHアナログ剤	リュープロレリン酢酸塩	乳がん，前立腺がん
	ゴセレリン酢酸塩	乳がん，前立腺がん
抗アンドロゲン剤	フルタミド	前立腺がん
	ビカルタミド	前立腺がん
エストロゲン剤	エストラムスチンリン酸エステルナトリウム	前立腺がん
副腎皮質ホルモン剤	デキサメタゾン	多発性骨髄腫
	プレドニゾロン	悪性リンパ腫，多発性骨髄腫
その他の抗がん薬		
分子標的治療薬	ゲフィチニブ	非小細胞肺がん
	イマチニブメシル酸塩	慢性骨髄性白血病，KIT陽性消化管間質腫瘍
	ダサチニブ水和物	慢性骨髄性白血病，フィラデルフィア染色体陽性急性リンパ性白血病
	ニロチニブ塩酸塩水和物	慢性骨髄性白血病
	セツキシマブ	結腸がん，直腸がん
	トラスツズマブ	乳がん
	リツキシマブ	非ホジキンリンパ腫
	ベバシツマブ	大腸がん，非小細胞肺がん
サイトカイン製剤	インターフェロンアルファ	腎がん，多発性骨髄腫，ヘアリー細胞白血病，慢性骨髄性白血病
	インターフェロンアルファ-2b	腎がん，慢性骨髄性白血病，多発性骨髄腫
	インターフェロンγ-1a	腎がん，慢性骨髄性白血病，多発性骨髄腫
	テセロイキン	腎がん，血管肉腫
分化促進剤	三酸化ヒ素	急性前骨髄球性白血病
	トレチノイン	急性前骨髄球性白血病
	タミバロテン	急性前骨髄球性白血病
非特異的免疫賦活剤	レンチナン	胃がん
	抗悪性腫瘍溶連菌製剤	胃がん，肺がん，がん性胸・腹水，頭頸部がん
	ベスタチン	急性非リンパ性白血病
その他の薬剤	ミトキサントロン塩酸塩	急性白血病，悪性リンパ腫，乳がん，肝細胞がん
	プロカルバジン塩酸塩	悪性リンパ腫，悪性星細胞腫，神経膠腫
	ペントスタチン	成人T細胞白血病リンパ腫，ヘアリー細胞白血病
	L-アスパラギナーゼ	急性白血病，悪性リンパ腫
	アザシチジン	骨髄異形成症候群
	サリドマイド	多発性骨髄腫
	乾燥BCG	膀胱がん
	カルムスチン	悪性神経膠腫

・高久史麿・矢崎義雄監修／北原光夫・上野文昭・越前宏俊編：治療薬マニュアル，医学書院，2013．
・加藤晃史：抗悪性腫瘍薬の種類とその特徴，がん看護，11(2)，pp.109-111，南江堂，2006．
・西篠長宏編：抗悪性腫瘍薬マニュアル，中外医学社，2007．

c．アルカロイド系

アルカロイド系の薬剤は，微小管を構成するチューブリンと結合することで，その重合と脱重合による微小管の生成を阻害する。そのため，紡錘体が破壊され，がん細胞の分裂を中期で停止させる。チューブリンの脱重合を阻害する作用を持つ薬剤として，ドセタキセルやパクリタキセルが，またチューブリンの重合を阻害する作用を持つ薬剤として，ビノレルビンなどがある。

d．抗がん抗生物質

微生物由来の抗がん薬であり，作用機序はそれぞれの抗生物質によりさまざまである。例えばアントラサイクリン系抗生物質ではDNA塩基対に薬剤が入り込み（インターカレーションと呼ばれる反応），DNA鎖のらせん構造を解き，DNAおよびRNA合成を阻害することによって細胞周期非特異的に抗がん作用を示す。

抗がん抗生物質のその他の抗がん作用の機序としては，アルキル化剤のように架橋形成して細胞周期非特異的に作用するもの（マイトマイシン系抗生物質），細胞周期特異的にDNA鎖切断を引き起こすもの（ブレオマイシン系抗生物質）などがある。

抗がん抗生物質の多くは，血管外に漏出すると患者に重篤な皮膚合併症を引き起こす。患者と抗がん薬取扱者の双方の安全のためにも，静脈内投与時などには漏出しないよう取り扱う注意が特に重要となる抗がん薬である[1)7)]。

e．トポイソメラーゼ阻害剤

細胞分裂前のS期における細胞ではDNAの複製・転写・組み換えが行われるが，そのためにはDNA鎖の切断と再結合が必要となる。S期においてDNA鎖を切断し，切断したDNA鎖を再びつなぎ合わせる作用を媒介する酵素がトポイソメラーゼである。

切断されるDNA鎖が片側のみか両鎖ともであるかによって，酵素はトポイソメラーゼⅠ，トポイソメラーゼⅡに分類されるが，どちらもDNAの複製には必須である。いずれにせよ，トポイソメラーゼ阻害剤は細胞周期S期のDNAの切断部に結合し，再結合を阻害することによって細胞死を引き起こす。なお，代表的なトポイソメラーゼⅡ阻害剤としてはエトポシドがあげられる[2)3)]。

f．白金製剤

白金製剤の抗がん薬としての作用機序は，アルキル化剤と同様に，体内（細胞内）で活性化された白金が，がん細胞のDNA鎖間あるいはDNA鎖内にクロスリンクすることにより，そのDNA合成を阻害するもの（殺細胞作用）である。

白金製剤は，全身投与以外に，腹腔内投与も行われる。

B．ホルモン製剤

がん細胞にはホルモン感受性のものも存在する。つまり，あるホルモンの刺激によって増殖するがん細胞と，あるホルモンの刺激によって退縮するがん細胞，またその両方の性質を持つものもある。それらのがん細胞には，ホルモンの生成過程やホルモン受容体に働きかけることによって，抗増殖作用を示すホルモン製剤が使用される。例として，乳がんはエストロゲンにより増悪するため，抗エストロゲン剤が使用される。また，エストロゲンの合成を阻害して，体内のエストロゲン濃度を低下させるアロマターゼ阻害剤も用いられている[6]。

その他に，副腎皮質ホルモン剤はグルココルチコイド受容体を持つがん細胞による白血病や，悪性リンパ腫などのリンパ球性細胞に対して用いられる。また前立腺がんにはエストロゲン剤，LH-RHアナログ剤であるリュープロレリン，抗アンドロゲン作用を持つビカルタミドやフルタミドなどが抗がん薬として使用されている[3]。

C．その他の抗がん薬

a．分子標的治療薬

がん遺伝子，がん抑制遺伝子，アポトーシス，血管新生，細胞周期調整，がん転移，テロメアーゼ関係因子など，がん細胞に特異的なメカニズムを解明し，その鍵を握る分子を標的とすることにより制がん効率を高めようとする薬物である。

一般に，分子標的治療薬は，殺細胞作用より細胞分裂の制止作用（増殖抑制作用）を有すること，およびがん細胞の分裂・増殖に特異的な分子を標的とすることなどから，正常細胞への影響が少ないと考えられている[3]。

b．サイトカイン製剤

がん細胞に対する免疫反応など，患者の生物学的反応を化学修飾することによって治療効果をもたらそうとする抗がん薬である。インターフェロンやインターロイキンなどがある[3]。

c．分化促進剤

トレチノインはビタミンA（レチノール）の誘導体で，細胞分化を促進し，骨髄機能を改善することで腫瘍形成を抑える。その他にも，三酸化ヒ素，タミバロテンなどがある。

d．非特異的免疫賦活剤

溶連菌製剤ピシバニール（OK-432），放線菌ペプチドであるウベニメクス，担子菌多糖体レンチナンなどがあり，これらが患者の免疫能を活性化することによって，直接的また間接的にがん細胞の増殖を阻害する薬理効果が期待されている[3]。

（杉山令子）

2 抗がん薬の薬物動態と薬理活性の特徴

　ヒトの体内に取り込まれた薬物は，吸収，分布，代謝，排泄の過程を経る。この過程を薬物動態という。抗がん薬の毒性の発現は，体内における薬物動態に基づく薬理活性の特徴からの影響を受けるため，抗がん薬曝露防止では，それぞれの薬物動態を知ることが重要である。
　しかし，医療従事者等の体内に入った抗がん薬の薬物動態を明らかにした研究はまだ少なく，ここでは患者に投与した抗がん薬の薬物動態からの毒性発現の特徴を述べる。医療従事者等は，抗がん薬を投与した患者の排泄物によって薬剤に曝露する危険があるため，抗がん薬が患者の体内から排泄される過程を知ることも重要である。

1．抗がん薬の吸収

　抗がん薬が投与されてから，血液中に到達するまでの過程が吸収である。しかし，すべての抗がん薬が全身に到達するわけではなく，その到達する過程は，それぞれの抗がん薬の生体内利用率として示されている。例えば，生体内利用率が低い場合は，吸収そのものが不良な場合と，抗がん薬が肝臓や消化管にある酵素によって分解されてしまう場合とがある。
　抗がん薬の吸収の過程では，他の薬剤との併用などの要因から影響を受けることがある。

2．抗がん薬の分布

　抗がん薬が血管内から腫瘍細胞などの組織に移行する過程が分布である。抗がん薬が血管内から組織へ移行するには，まず毛細血管壁を通過しなければならない。しかし，血管壁を通過する際に抗がん薬が蛋白と結合していると，分子量が大きいため組織まで通過・移行できない。通過・移行できるのは，蛋白と結合していない遊離型薬物である。
　遊離型薬物が血液中から組織へ移行して遊離型薬物の血中濃度が低下すると，蛋白結合型の薬物が徐々に蛋白と遊離して組織へ移行する。そのため蛋白結合率が高いシスプラチン，エトポシド，パクリタキセルなどの抗がん薬は，分布の過程で毒性が増強する可能性が高い。

3．抗がん薬の代謝

　抗がん薬が生体内で酵素の作用などにより化学変化することを代謝という。一般に薬物活性は代謝によって消失・減弱するが，抗がん薬によっては，代謝を経て薬理活性が高まるものもある。シクロホスファミド，マイトマイシンＣ，フルオロウラシルは代謝されるまでその薬理

活性が高まらない抗がん薬として知られている。

抗がん薬の代謝は，肝臓だけではなく，肺・腎臓・末梢組織（血漿中）でも行われる（表2）。

表2 抗がん薬の主な代謝部位と排泄経路

分類	一般名	主な商品名	代謝部位 肝臓	代謝部位 腎臓	代謝部位 末梢組織（血漿中）	排泄経路 胆汁中（糞便中）	排泄経路 尿中	排泄経路 呼気中
アルキル化剤	シクロホスファミド	エンドキサン	○●			◎●	○◎●	○●
	メルファラン	アルケラン				○●	○◎●	
	チオテパ	テスパミン					○	
	イホスファミド	注射用イホマイド	●				◎●	
	ダカルバジン	ダカルバジン	○				○◎●	
代謝拮抗剤	メトトレキサート	メソトレキセート	○				○◎●	
	フルオロウラシル	5-FU	○			○	○◎●	○◎
	シタラビン	キロサイド	○◎●	○	○◎●			
	ヒドロキシカルバミド	ハイドレア	○					
	フルダラビン酸エステル	フルダラ			○◎●		○◎●	
	カペシタビン	ゼローダ	○●				○◎●	
	ゲムシタビン	ジェムザール					○◎●	
アルカロイド系	ビンブラスチン硫酸塩	エクザール	○●			○●	○●	
	ビノレルビン酒石酸塩	ナベルビン	○◎●			○◎●	○◎●	
	パクリタキセル	タキソール	○●			○		
	ドセタキセル水和物	タキソテール	○●			○◎●	○●	
	ビンクリスチン硫酸塩	オンコビン	○●			○◎●	○●	
抗がん抗生物質	ブレオマイシン塩酸塩	ブレオ					○●	
	マイトマイシンC	マイトマイシン	○●			○	○◎●	
	ドキソルビシン塩酸塩	アドリアシン	○●			○◎●	○●	
	エピルビシン塩酸塩	ファルモルビシン	●				○●	
	ダウノルビシン塩酸塩	ダウノマイシン	●				○●	
トポイソメラーゼ阻害剤	エトポシド	ラステット	○			○	○◎	
	イリノテカン塩酸塩水和物	カンプト	○●			○	○●	
白金製剤	シスプラチン	ランダ				○	○◎●	
	カルボプラチン	パラプラチン					○◎●	
その他の抗がん薬	ペントスタチン	コホリン					○●	
	ミトキサントロン塩酸塩	ノバントロン	○			◎	○◎●	
	プロカルバジン塩酸塩	塩酸プロカルバジン				◎●	○◎	
	イマチニブメシル酸	グリベック	○●			●	○●	

※表中の部位・経路が主な代謝部位・排泄経路であることが示されている参考文献
○：西篠長宏編：抗悪性腫瘍薬マニュアル，中外医学社，2007.
◎：高久史麿・矢崎義雄監修／北原光夫・上野文昭・越前宏俊編：治療薬マニュアル，医学書院，2013.
●：がん情報サイト－薬剤情報（先端医療振興財団臨床研究情報センター運営）．
（http://cancerinfo.tri-kobe.org/pdq/medicine/index.jsp）

代謝は，遺伝的要因，食事，年齢，栄養状態，肝障害，喫煙などの因子から影響を受けるものであるため，それらは薬物動態の変化要因となり，抗がん薬の効果や毒性の発現には個人差が生じてくる。

4．抗がん薬の排泄

A．抗がん薬の代謝と排泄経路

抗がん薬は，主に腎臓から尿中へ，また肝臓から胆汁中へと排泄される。腎臓の排泄過程においては，①糸球体濾過，②尿細管分泌，③尿細管における再吸収が関与している。このうち，糸球体濾過とは物理的な濾過で，濾過する抗がん薬は分子量の大きさで制限され，蛋白と結合していない遊離型の抗がん薬のみが通過する。このように抗がん薬の糸球体濾過率は，蛋白の結合率の影響を受ける。

腎臓から排泄される抗がん薬の場合は腎機能障害の程度により薬物の排泄が遅延し，それに伴い毒性発現が増強する。

また，非ステロイド系消炎鎮痛剤（NSAIDs）のように腎臓での排泄を阻害する薬物を併用することによって毒性が増強される場合もある。

表3　尿中に薬剤の残留が認められた時間

尿中残留が48時間以内の薬剤			
イホスファミド	ダウノルビシン塩酸塩	チオテパ	イリノテカン
メルファラン	マイトマイシン	ブスルファン	ヒドロキシウレア
フルダラビン	カペシタビン	カルボプラチン	フルオロウラシル
パクリタキセル	シラタビン	ダカルバジン	
72時間後に尿中残留が認められた薬剤			
	ブレオマイシン硫酸塩	メルカプトプリン	
	シクロホスファミド	メトトレキサート	
4日後に尿中残留が認められた薬剤			
	ビンブラスチン硫酸塩	ビンクリスチン硫酸塩	
5日後に尿中残留が認められた薬剤			
	ダクチノマイシン	エトポシド	
	ミトキサントロン塩酸塩	ドキソルビシン	
	シスプラチン		
7日後に尿中残留が認められた薬剤			
	エピルビシン塩酸塩	ゲムシタビン	
	ドセタキセル	イマチニブメシル酸塩	

Oncology Nursing Society : Safe handling of hazardous drugs, Pittsburgh : ONS, p.28 (1st ed. : 2003), pp. 47-48 (2nd ed. : 2011) 参照（国内未承認薬は先端医療振興財団臨床研究情報センター運営「がん情報サイト―薬剤情報」に基づき削除した）
※がん情報サイト―薬剤情報（http://cancerinfo.tri-kobe.org/pdq/medicine/index.jsp）

表4 糞便中に薬剤の残留が認められた時間

3日後に便中残留が認められた薬剤
ビンクリスチン硫酸塩

5日後に便中残留が認められた薬剤	
シクロホスファミド（内服）	エピルビシン塩酸塩
パクリタキセル	ミトキサントロン塩酸塩

7日後に便中残留が認められた薬剤		
ダウノルビシン塩酸塩	ドセタキセル	ドキソルビシン
エトポシド	イマチニブメシル酸塩	メルファラン
メトトレキサート	ビンブラスチン硫酸塩	

Oncology Nursing Society : Safe handling of hazardous drugs, Pittsburgh : ONS, p.28 (1st ed. : 2003), pp. 47-48 (2nd ed. : 2011) 参照（国内未承認薬は先端医療振興財団臨床情報センター運営「がん情報サイト—薬剤情報」に基づき削除した）
※がん情報サイト—薬剤情報（http://cancerinfo.tri-kobe.org/pdq/medicine/index.jsp）

　抗がん薬によっては，肝臓で代謝された後に胆汁中に排泄され，その胆汁が十二指腸内に分泌して再び消化管から吸収される薬剤がある。また，胸水や腹水が貯留している患者に抗がん薬を投与すると，胸水や腹水に抗がん薬が移行するため排泄が遅延する。このような抗がん薬は長時間体内に貯留することになり，細胞毒性が増強することがある。
　なお，主要な抗がん薬の代謝部位と排泄経路は，表2にまとめた通りである。

B．抗がん薬の排泄時間

　主要な抗がん薬の大部分は48時間以内に排泄されるため，抗がん薬治療を受けている患者の排泄物の取り扱いでは，治療終了後48時間までを「曝露防止策を実行すべき時間」として特に注意する必要がある[8)9)10)]。
　なお，前述したように薬物動態によって抗がん薬の排泄時間が長くなるものがある（表3・表4）。さらに患者の状態（腎機能・肝機能の状態など）によっては，表3・表4に示された時間よりも排泄時間が遅延する場合も考えられる。

（菊地由紀子）

3 抗がん薬による健康影響

　抗がん薬の多くは，DNA合成阻害やDNA修復機能の阻害などによって，がん細胞の分裂や増殖を抑制する作用機序を有する。例えば，白金製剤（シプラチンなど）では，DNAのグアニン塩基と共有結合することで二本鎖間に架橋を形成し，DNA複製における一本鎖への分離過程を阻害することによって，標的とするがん細胞の細胞分裂を阻害する。
　こうした作用機序を持つ抗がん薬は，目的とする抗がん作用と同時に，ヒトの正常な細胞に

作用することで，嘔気・嘔吐，血球減少，脱毛などの急性中毒症状をもたらすことが多くある。

　さらに，このような副作用を含む抗がん薬が及ぼすさまざまな健康への影響は，抗がん薬による治療を受ける患者のみならず，抗がん薬を取り扱う医療従事者にも及ぶ危険性がある。

　抗がん薬がもたらす健康への影響については，動物実験やさまざまな疫学調査が実施され，抗がん薬はヒトの正常細胞に対して変異原性・発がん性・催奇形性・精子毒性などの健康問題をももたらし得ることが知られるようになった。

　ハリソン（Harrison）[11]は，1992年に，さまざまな抗がん薬の変異原性，染色体への影響，発がん性，精子毒性，催奇形性について提示している（表5・次頁）。

　近年では，日本においても，抗がん薬を取り扱う看護師や薬剤師等の職業性曝露による健康影響に関する研究が報告されている。2005年には，吉田ら[12]が呼吸器病棟で抗がん薬を取り扱っている看護師19名と抗がん薬を取り扱っていない看護師18名の白血球のDNA損傷を調べ，抗がん薬を取り扱っている看護師のDNAの損傷の程度が，取り扱っていない病棟の看護師に比べて有意に高かったことを報告している。

　また，2006年に著者ら[13]は，抗がん薬の取り扱い状況によってどのような健康影響があるかを明らかにするため，日本の看護師を対象に，抗がん薬を取り扱っている看護師とそのコントロール群におけるDNA損傷のレベルを，コメットアッセイによって比較した。その結果，抗がん薬を取り扱っている看護師は，取り扱っていない看護師や事務職員などのコントロール群と比べDNA損傷のレベルが高かったことから，抗がん薬の取り扱いが，DNAの損傷を引き起こしていることが示唆された。

　さらに，2010年には，McDiarmid, M. A.[14]らは，医療従事者109名を対象として染色体異常の程度を調べている。その結果，抗がん薬を取り扱っている63名（看護師46名，薬剤師他17名）は，取り扱っていない46名（看護師32名，薬剤師他14名）と比べ，染色体5番，7番，11番の異常が有意に高いことが明らかになった。染色体5番，7番，11番の異常は骨髄異形成症候群や急性白血病の発症に関係するものとされ，抗がん薬の取り扱いでは，これらの発症リスクが高まることを意味している。なお，この研究で対象となった医療従事者109名はいずれも推奨された安全な抗がん薬取り扱い手順に従っているとされるが，防止対策が十分でない可能性も示唆されている。

　以上のように，抗がん薬の取り扱いは，医療従事者にとって遺伝子レベルでの影響を受けることが危惧されていることから，防止対策や取り扱い状況などとの関連についても，今後より詳細に明らかにしていくことが求められている。

　本項では抗がん薬による健康影響として，①変異原性，②発がん性，③催奇形性と流産への影響，④精子毒性について具体的に述べる。

表5　Harrison[11]が示したさまざまな抗がん薬による健康影響の有無

薬剤名（一般名）	変異原性	姉妹染色分体交換	発がん性	精子毒性	催奇形性
アスパラギナーゼ	−	ND	ND	ND	＋
アザシチジン	＋	＋	＋	ND	＋
アザチオプリン	＋	−	±,H	＋	＋
ブレオマイシン	±	＋	ND	＋	ND
ブスルファン	＋	＋	±,H	ND	＋,H
カルムスチン	＋	＋	＋	＋	＋
クロラムブチル	＋	＋	＋,H	＋,H	＋,H
シスプラチン	＋	＋	±	＋	−
シクロホスファミド	＋	＋	＋,H	＋,H	＋,H
シタラビン	−	＋	−	＋	＋
ダカルバジン	±	＋	＋	ND	＋
ダクチノマイシン	±	＋	±	＋	＋
ダウノルビシン	＋	＋	＋	＋	＋
ドキソルビシン	±	＋	＋	＋	＋
フルオロウラシル	−	＋	−	＋	＋
ヒドロキシウレア	ND	＋	＋	＋	＋
イホスファミド	＋	＋	＋	ND	＋
ロムスチン	＋	＋	＋	ND	＋
メクロルエタミン	＋	＋	＋	＋	＋
メルファラン	＋	＋	＋,H	ND	＋
メルカプトプリン	＋	＋	−	ND	＋
メトトレキサート	±	＋	−	＋	＋,H
マイトマイシン	＋	＋	＋	＋	＋
プロカルバジン	＋	＋	＋	＋	＋
ストレプトゾシン	＋	ND	＋	ND	ND
チオテパ	＋	＋	＋,H	＋	＋
ウラシルマスタード	＋	ND	＋	ND	＋
ビンブラスチン	−	ND	−	＋	＋
ビンクリスチン	±	＋	−	＋	＋

ND：No Dataまたは資料不足
H：ヒトで陽性であった薬剤

Harrison, B. R. : Safe handling of cytotoxic drugs ; A review, Table 46.1, (p. 804) Summary of Mutagenic, Chromosomal, Carcinogenic, Spermatoxic and Teratogenic effects of various antineoplastic drugs, The chemotherapy source book, Chapter 46, pp. 799-832, Williams & Wilkins, 1992. を一部改変して引用

1. 変異原性

変異原性とは細胞に突然変異を起こさせる性質であり，DNAや染色体に異常をもたらす。これらの性質を持つ物質や作用を変異原という。

変異は単一遺伝子に恒久的な影響を及ぼすが，DNAの修復機構によって，身体への影響が自然に取り除かれる場合もある。しかし変異が強い場合や，何らかの理由で修復機構が円滑に機能しない場合は身体に深刻な影響を及ぼす。体細胞に変異が及ぶとがんが発生したり，生殖細胞に影響が起こると，次世代にも変異の影響を伝えることになる。

抗がん薬の変異原性は，必ずしも発がんに至るというものではない。しかし，抗がん薬には発がん性を有する物質が多いことから，発がんスクリーニングテストとしてのさまざまな変異原性試験の結果は参考になる。変異原性試験の主な種類とその研究例を表に示す（表6）。

表6　変異原性試験の種類とその研究例

変異原性試験	原　理	研　究　例
Ames試験	サルモネラ菌や大腸菌を用いて変異原性を検出する。感度が高く簡便なため最もよく用いられる。ヒスチジン合成できないサルモネラ菌等が被験物質の作用でヒスチジン合成できるようになる復帰突然変異を指標とする。	Falckら（1979）[15]は，抗がん薬を取り扱う看護師の尿中変異原の検出にAmes試験を用いている。その結果，抗がん薬を取り扱う看護師は，コントロールに比べて尿中変異原が有意に上昇していることが報告されている。
姉妹染色分体交換 (SCE：Sister Chromatid Exchanges)試験	染色体を構成する姉妹染色分体は，相同染色体同士が接着した後に分離して，2つの細胞になって分裂を終了する。その際に姉妹染色分体で起こる組み換え，転座，交換の頻度を検出して，被験物質による影響をみる。抗がん薬には，姉妹染色分体交換を誘発するものがあり，その頻度から，抗がん薬による影響を検出する。	Jakabら（2001）[16]は抗腫瘍剤を取り扱う看護師の遺伝子毒性モニタリングのフォローアップを行っている。安全キャビネットを使用していない看護師は，コントロールに比べて末梢リンパ球における姉妹染色分体交換頻度が有意に多かったことを報告している。
コメットアッセイ The comet assay (SCG：Single Cell Gel Assay)	DNA一本鎖の切断とアルカリ溶出部位を，個々の細胞レベルで検出する。DNA切断部位が電気泳動で電流の方向に沿い水星のように尾を引く像が観察されるところから，コメットアッセイと呼ばれる。DNA損傷を個々の細胞レベルで観察できることやDNA損傷の定量化が可能なことから，変異原性試験として多く行われている。	Ündeğerら（1999）[17]は作業時に曝露防止策をしている看護師はそうでない看護師に比べてDNA損傷が有意に低いことを報告している。また，Kopjar（2001）[18]は，抗がん薬に曝露した女性看護師と医師は，対照群の学生や事務職員に比べて有意にDNA損傷のレベルが高かったと報告している。
umuテスト	変異原物質などによりDNAが損傷すると，①突然変異の誘導，②細胞分裂の停止，③DNA修復機能の向上などの一連のSOS反応が誘発される。これに関与する遺伝子（umu遺伝子）を利用して，β-ガラクトシダーゼ活性を指標に測定する。Amesテストによる検出が困難なヒスチジン含有物質でも試験が可能であり，尿，血液，食品などが検査される。	小坂ら（2005）[19]は，抗がん薬を取り扱っている病棟の作業台と看護師，および抗がん薬非取り扱い病棟の作業台と看護師についてumuテストを実施した。抗がん薬取り扱い病棟の作業台の拭い液からは，非取り扱い作業台より高い倍数の変異原性を示したが，看護師の尿中の変異原性には，有意な差はなかったと報告している。

2．発がん性

　発がんは，細胞のたび重なる変異や遺伝的要因，細胞自体のアポトーシス抵抗性，細胞分化の異常など，さまざまな要因によって起こるとされているが，抗がん薬には発がん性を有するもののあることが，動物実験やヒト疫学調査の結果などから明らかになっている。ハリソン[11]の研究報告には，真性多血症のためアルキル化剤であるクロルナファジンの投与を受けている患者に膀胱がんが誘発されたというサイド（Thiede）らの1964年の研究[20]や，非膀胱上皮性腫瘍に対してシクロホスファミドを用いた患者は通常の9倍近くに膀胱がんが発生することを明らかにしたフェアチャイルド（Fairchild）らの1979年の研究[21]などが紹介されている。

　抗がん薬の発がん性について，IARC（International Agency for Research on Cancer：国際がん研究機構：WHOの下部機関）はそれぞれの薬剤についてヒトへの発がん性リスクの評価を行い，下記のように4分類して定期的に公表している[22]。

　なお，ヒトに対する発がん性リスクの分類についてはIARCのホームページに詳しい。

〈IARCの4分類〉
Group 1 ：ヒトに対して発がん性がある
Group 2A：ヒトに対しておそらく発がん性がある
Group 2B：ヒトに対する発がん性を持つ可能性がある
Group 3 ：ヒトに対する発がん性があるものとしては分類できない
Group 4 ：ヒトに対しておそらく発がん性はない

　わが国で市販されている抗がん薬に関しては，日本病院薬剤師会が，その毒性（変異原性，催奇形性，発がん性）について添付文書などに基づいて「抗がん薬の取扱い基準」を示して，危険度Ⅰ～Ⅳとして分類している[23]。

　危険度Ⅰの判定基準は「毒薬指定となっているもの」「ヒトで催奇形性や発がん性が報告されているものや疑われているもの」であり，危険度Ⅱは「動物実験において催奇形性や胎児毒性，発がん性が報告されているもの」「動物において変異原性が報告されているもの」である。

　さらに，危険度Ⅲは「変異原性，催奇形性や胎児毒性，発がん性が極めて低いか認められていないもの」で，危険度Ⅳとは「変異原性や催奇形性，発がん性の試験が実施されていないか結果が示されていないもの」である。

　抗がん薬を取り扱う際の危険因子や毒性の詳細については，日本病院薬剤師会監修による「抗悪性腫瘍剤の院内取扱い指針：抗がん薬調製マニュアル・第2版」に詳しい[23]。

3．催奇形性と流産への影響

　催奇形性とは胎児に奇形を起こす性質をいう。抗がん薬は細胞増殖の速い細胞で顕著な効果

を示すことから，増殖の速いがん細胞に投与されるが，そのことは同時に，正常細胞でも細胞増殖の盛んなものは顕著な影響を受けることになる。胎児は細胞分裂が盛んであり，妊娠中の母胎が曝露されれば，抗がん薬の持つ細胞毒性の影響を最も受けやすいということになる。

白戸（1992）[24]は，ホフマン（Hoffman）の総説を論文中に紹介しているが，それによると抗悪性腫瘍剤の投与を受けた妊婦とその胎児における奇形発生について，その関連は必ずしも明らかではないものの，先天異常を発生した症例では妊娠3カ月以内に抗悪性腫瘍剤の投与を受けていたという。

また，抗がん薬の取り扱いと流産の関連について，ヴァラニス（Valanis）ら[25]は，抗がん薬を取り扱っている看護師と薬剤師を対象に調査を実施した1999年の研究結果から，妊娠中の抗がん薬取り扱いが流産の発生率の増加に関連していると報告している。

4．精子毒性

精子細胞の母細胞である精母細胞は，精原細胞から有糸分裂によって生じるが，この過程で抗がん薬に曝露されることにより，さまざまな影響が起こると考えられている。

化学療法を受けている患者の無精子症や精子の運動性の低下，染色体異常などが報告されている。アルキル化剤のシクロホスファミドなどでもヒトにおける精子毒性の報告がある[26]。

（佐々木真紀子）

4 看護業務と曝露の機会

これまでは抗がん薬の職業性曝露への対策や関心の現状，抗がん薬の作用機序，薬理動態，また人体に及ぼす細胞レベルの影響や健康被害の状況を概観してきた。

本項では看護業務中の職業性曝露の機会および体内への取り込み経路について述べ，業務に伴う危険性について喚起したい（図1）。

図1　看護業務と抗がん薬への曝露の機会

看護業務	抗がん薬の曝露への機会
調製・与薬準備	・エアロゾルの吸入 ・皮膚への付着 ・目への飛び散り ・針刺し ・薬剤の付着した手からの経口摂取（喫煙時など）
運搬・保管	・アンプル・バイアル破損に伴うエアロゾルの吸入や皮膚への付着
与薬（点滴・注射・経口薬など）	・エアロゾルの吸入 ・皮膚への付着（座薬・軟膏） ・目への飛び散り ・針刺し ・薬剤の付着した手を介した経口摂取（喫煙時など）
こぼれた薬剤の処理	・エアロゾルの吸入 ・皮膚への付着 ・目への飛び散り
付着物の廃棄	・エアロゾルの吸入 ・皮膚への付着 ・針刺し
排泄物の取り扱い	・便・尿への接触（皮膚・目） ・エアロゾルの吸入
リネン類の取り扱い	・エアロゾルの吸入 ・皮膚への付着
在宅における看護	・便・尿・吐物への接触（皮膚・目） ・エアロゾルの吸入 ・薬剤付着リネン類への接触（皮膚）

→ 危険

抗がん薬による健康影響
急性中毒症状
変異原性
発がん性
催奇形性
流産への影響
精子毒性
など

（石井範子）

1．抗がん薬の調製時と与薬時

抗がん薬の調製を看護師または医師がナースセンター内の処置台で実施することは多かったが[27]，近年は薬剤部での調製が増えつつある[28]。

抗がん薬がアンプルまたはバイアルに封入されている場合，調製のために薬剤を取り出す時にはさまざまな操作が要求されるので，作業中に薬液のこぼれが起きたり，エアロゾル（aerosol）が発生する機会も多くなりがちとなる。

なお，エアロゾルとは気体中に浮遊する微小な液体または固体の粒子のことであり，通常は粒子径が比較的小さく，全体としてかなり長時間，気体中に浮遊する状態が維持されるようなものを指す。また，エアロゾルは，生成過程の違いから，粉じん（dust），フューム（fume），ミスト（mist），ばいじん（smoke dust）などと呼び分けられる[29)30]。

抗がん薬のこぼれやエアロゾルが発生しやすい取り扱い場面について，順次述べる。

A．アンプルやバイアルに入った抗がん薬を取り扱う時

アンプルカットの時には薬剤が飛び跳ねやすい。またカットすることで薬剤がエアロゾル化することもある（図2）。さらに，調製作業中などにカットされたアンプルを倒し，こぼれが生じることもある（図3）。

バイアルに入った抗がん薬も，薬剤を溶解したり吸い上げようとしてバイアル内を陽圧にしたときに，バイアルのトップに開いた穴から溶解された抗がん薬がこぼれたり，エアロゾルが発生することがある（図4）。抗がん薬の調製のために注射器内の空気を排出するときにも，エアロゾルが発生したり，薬液がこぼれ出したりする（図5）。注射器から針を外す際にも，同様にエアロゾルの発生やこぼれが生じやすい（図6）。

図2　アンプルのカット　　図3　アンプルを倒す　　図4　バイアル内の陽圧化

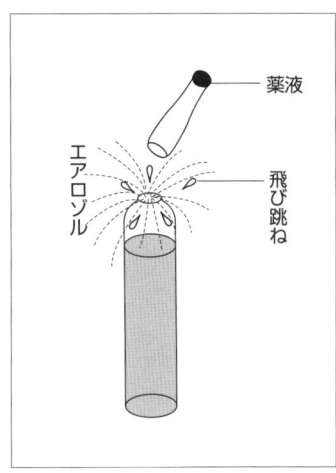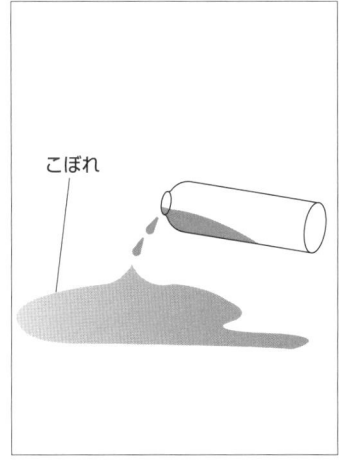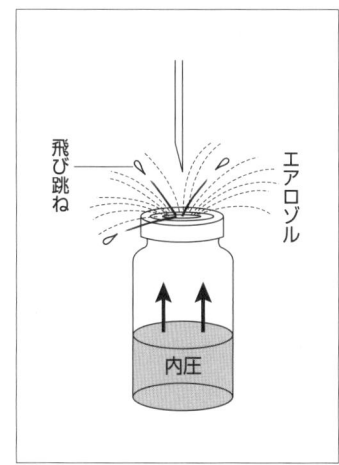

図5　注射器内の空気の排出　　図6　注射針の取り外し　　図7　プライミング時

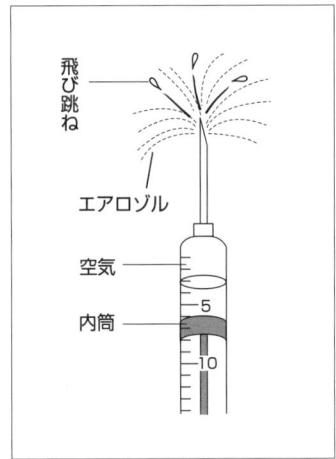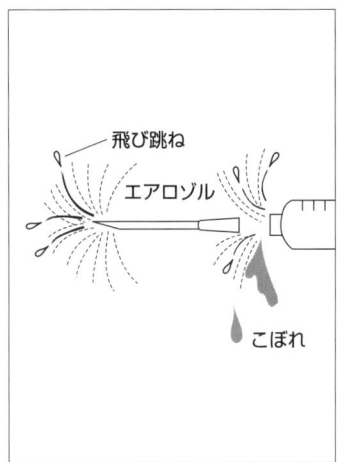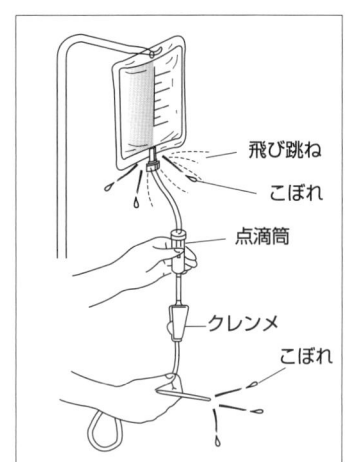

B．不適切な注射器や針の使用時

　抗がん薬を注射器に吸い上げるとき，ルアロック式でない注射器や針を使用すると，接続が外れることがある。また吸い上げる量より注射器の容量が小さいと内筒が外れることもある。
　このように，不適切な形態や容量の注射器等を使用することによって，抗がん薬がこぼれる事故が起こることがある。

C．与薬時

　点滴静脈内注射をするとき，輸液ラインを抗がん薬入りの薬液でプライミング（チューブを薬液で満たすこと）すると，ライン先端から抗がん薬がこぼれ出ることが考えられる（図7）。
　また，点滴終了後，取り外した点滴バッグ，ボトル，点滴セットなどから抗がん薬がこぼれ出ることもある。経口薬・局所薬を与薬する時にも，散薬であれば飛散する可能性がある。
　さらに錠剤や座薬・軟膏等の局所薬を素手で扱うことにより，取扱者が皮膚から抗がん薬を吸収してしまうことも考えられる。

2．抗がん薬の運搬・保管時

　抗がん薬が，ガラス製のバイアルやアンプルに入っている場合には，運搬中の振動等によりガラスが破損し，薬剤がこぼれる危険性がある。
　抗がん薬を薬品棚に保管する場合も，薬品棚からの落下などにより容器が破損すれば薬剤の漏出事故が起こる危険性がある。

3．患者の体液が付着したリネン類の取り扱い時

抗がん薬の種類によって違いはあるが，治療終了後48時間以内では，抗がん薬治療を受けた患者の体液中に抗がん薬が残存している可能性が高い（表3・表4，p. 15〜16）。

そのため，患者の体液が付着したリネン類を素手で取り扱うと，抗がん薬に曝露する危険性がある。

4．患者の排泄物の取り扱い時

抗がん薬治療終了後48時間は，体液中に薬剤が残存している可能性が高く，治療を受けた患者の排泄物（尿，便，吐物など）によって，抗がん薬曝露を受ける危険性がある（表3・表4，p. 15〜16）。

そのため，患者の蓄尿バッグ，ストーマパウチ，オムツなどを通常の廃棄方法によって取り扱うと，抗がん薬の飛び跳ね，こぼれ，エアロゾル化などにつながる可能性がある。

5．残薬や抗がん薬付着物等の廃棄時

抗がん薬の残薬や調製時等に使用した器材を蓋のないゴミ箱に廃棄すると，その中で薬剤がこぼれてエアロゾル化する危険性がある。抗がん薬の付着した物を，一般の廃棄物として取り扱うことは，廃棄物から抗がん薬がこぼれてエアロゾル化する危険性がある行為である。また注射針やガラス製品については，耐貫通性の廃棄容器に入れないと誤刺やこぼれなどを起こす危険性がある（図8）。

図8　抗がん薬（有害薬剤）専用の耐貫通性廃棄容器（ボックス）

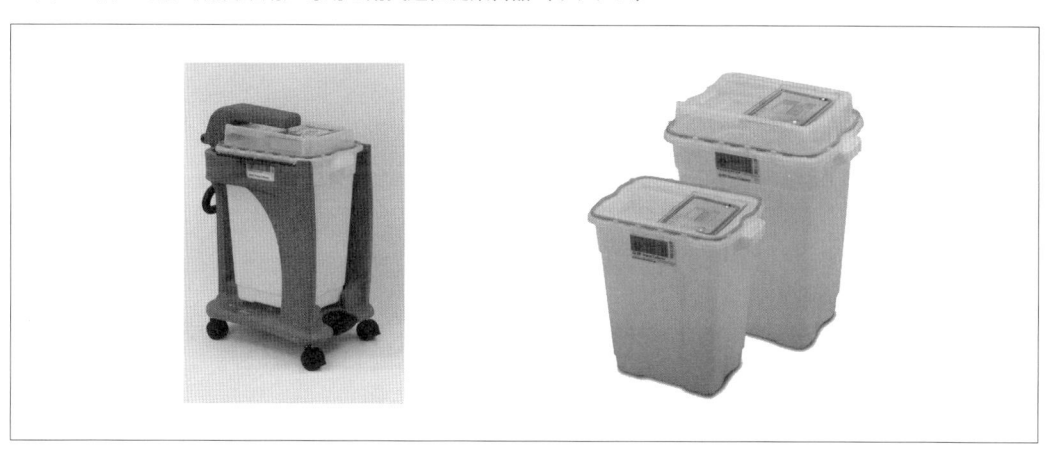

（BD™ ケモセラピーコレクター：輸入・販売元：日本ベクトン・ディッキンソン株式会社）

これらの廃棄物には、抗がん薬が付着していることを明記する必要がある。抗がん薬を取り扱う医療従事者として、廃棄物処理業者等の曝露防護にも配慮しなければならない。

6．在宅における抗がん薬治療時

従来の化学療法は、患者が施設に入院して受けることがほとんどであった。しかし2003年の診療報酬改定で「外来化学療法加算」が認められたことに加え、患者のQOLに配慮する支持療法についても進展したことにより、外来化学療法が普及してきている。

外来化学療法には、院内で投薬を受け帰宅してもらう場合と、持続的に自宅でも抗がん薬を投与する場合とがある（持続静脈注射化学療法）。いずれの場合も、在宅時にも患者の体内に抗がん薬が残存している状態なので、介護する家族の曝露防護のために、在宅患者の排泄物やリネン類の取り扱い方法を介護者に説明する必要がある。

また、在宅における抗がん薬治療の普及により、訪問看護師についても、そうした患者との関わりが増えているため、抗がん薬曝露防止についての教育を実施するとともにマニュアルを整備していく必要がある[31]。

（長谷部真木子）

5　抗がん薬の曝露経路

1．エアロゾルと微粒子の吸入

エアロゾルが発生する機会としては、①アンプルをカットする時、②バイアルから針を引き抜く時、③注射器で点滴ボトル等に薬剤を移す時、④薬剤の詰まった注射器から空気を出す時、⑤使用後の注射針を注射器から取り外す時などであることが確認されている。このようにして発生したエアロゾルや空気中の微粒子を、取扱者は吸入する危険性がある。

また、経口薬を取り扱う場合も、壊れたカプセルや錠剤から、抗がん薬粉末や微粒子を吸入してしまう可能性がある。抗がん薬の取り扱い中にエアロゾルや微粒子を吸入した場合には、気道の炎症、喘息様症状、鼻粘膜のただれ、頭痛等を起こすことが知られている。

2．皮膚・粘膜への接触による吸収

抗がん薬が皮膚や粘膜に付着することにより、①付着部位における皮膚炎・湿疹等の皮膚損傷、②経皮的な体内への吸収などが起こる危険性がある。

薬剤が跳ね飛んで目に付着し、角膜損傷が起こることも知られている。皮膚や粘膜・目など

からの抗がん薬の吸収は，抗がん薬の付着した手から二次的にもたらされることも多い。

3．薬剤の付着した食物や喫煙による経口摂取

　抗がん薬の付着した手で飲食・喫煙したり，食器を扱うことによって，経口的に薬剤を摂取してしまうことが考えられる。

　抗がん薬を経口摂取すると，腹痛，嘔気・嘔吐などの消化器症状が出現することがある。また，抗がん薬を取り扱った手でタバコを持って喫煙することや，抗がん薬を取り扱う場所での喫煙も，経口的な薬剤摂取につながる危険性がある。

　2011年のONSのガイドライン（第2版）においても，抗がん薬が使用されている区域内において「食べる，飲む，タバコを吸う，ガムを食べる，化粧をする，食品を保存する」などは禁止されている[32]。

4．注射針の誤刺

　抗がん薬の調製・混合時に使用した注射針や点滴針を誤刺した場合には，軟部組織の蜂巣炎や組織壊死が起こることが考えられる。

（工藤由紀子）

6　抗がん薬曝露による急性中毒

　看護師や薬剤師などが抗がん薬の取り扱い作業中に薬剤に触ったり，エアロゾルを吸入したり，飛び散った薬剤が目に入ったり，抗がん薬の付いた注射針を誤刺したときは，曝露による急性中毒症状を来たすことが報告されている。

　抗がん薬曝露による医療者等の急性中毒症状として，①薬剤接触による接触性皮膚炎[33)34)]，②火傷[35)]，③蕁麻疹様発疹[36)]，④目への飛び散りによる角膜損傷[37)38)]，⑤エアロゾル吸入による喘息様症状や気管支炎[39)]，⑥抗がん薬の付着した手で食物摂取したり喫煙することによって経口的に消化管に入った場合の嘔気・嘔吐[40)]，⑦注射針の誤刺による組織壊死[41)42)]などの事例がある。

　これらの報告については，抗がん薬を取り扱う看護者として十分に認識し，注意して業務を行う必要がある。

（石井範子）

引用文献

1) 大内尉義・伊賀立二・小瀧一(編)：疾患と治療薬－医師・薬剤師のためのマニュアル，改訂第6版，南江堂，pp. 949-962, 2010.
2) 国友勝：抗悪性腫瘍薬，長友孝文・国友勝(編)：医療薬学最新薬理学，第8版(第17章)，廣川書店，pp. 508-525, 2008.
3) 遠藤仁・橋本敬太郎・後藤勝年・金井好克(編)：医系薬理学，改訂2版，中外医学社，pp. 498-510, 2005.
4) 橋本信也(編)：イラスト治療薬ハンドブック，改訂第2版，羊土社，pp. 194-209, 2002.
5) 加藤晃史：抗悪性腫瘍薬の種類とその特徴，がん看護，11(2)，南江堂，pp. 109-111, 2006.
6) Richard, D. H., Mary, J. M. et al./柳澤輝行・丸山敬(監訳)：イラスト薬理学［原書3版］，丸善，pp. 504-537, 2006.
7) 神谷健一：悪性腫瘍と薬，大島弓子・数間恵子・北本清(総編集)/中谷晴昭・大橋京一(編)：シリーズ看護の基礎科学，第7巻，薬とのかかわり：臨床薬理学(第16章)，日本看護協会出版会，pp. 293-304, 2001.
8) ASHP：ASHP technical assistance bulletin on handling cytotoxic and hazardous drugs, American Journal of Hospital Pharmacy, 47, pp. 1033-1049, 1990.
9) OSHA：Controlling occupational exposure to hazardous drugs, In OSHA Technical Manual(OTM), Section Ⅵ：Chapter 2. (https://www.osha.gov/dts/osta/otm/otm_vi/otm_vi_2.html)
10) Oncology Nursing Society：Safe handling hazardous drugs, 2nd ed, Pittsburgh：ONS, pp. 47-49, 2011.
11) Harrison, B. R.：Safe handling of cytotoxic drugs；A review, The chemotherapy source book, Chapter 46, pp. 799-832, Williams&Wilkins, 1992.
12) Yoshida, J. et al.：Genotoxic risks to nurses from contamination of the work environment with antineoplastic drugs in Japan, J Occup Health, 48(6), pp. 517-22, 2006.
13) Sasaki, M. et al.：Assessment of DNA damage in Japanese nurses handling antineoplastic drugs by the comet assay, J Occup Health, 50(1), pp. 7-12, 2008.
14) McDiarmid M. A., et al.：Chromosome 5 and 7 abnormalities in oncology personnel handling anticancer drugs, J Occup Environ Med, 52(10), pp. 1028-34, 2010.
15) Falck, K., et al.：Mutagenicity in urine of nurses handling cytostatic drugs, Lancet, 313(8128), pp. 1250-1251, 1979.
16) Jakab, M. G., et al.：Fllow-up genotoxicological monitoring of nurses handling antineoplastic drugs, J Toxicol Environ Health, 62(5), pp. 307-318, 2001.
17) Ündeğer, U., et al.：Assessment of DNA damage in nurses handling antineoplastic drugs by the alkaline COMET assay, Mutat Res, 439(2), pp. 277-285, 1999.
18) Kopjar, N., et al.：Application of the alkaline comet assay in human biomonitoring for genotoxicity；a study on Croatian medical personnel handling antineoplastic drugs, Mutagenesis, 16(1), pp. 71-78, 2001.
19) 小坂博・吉田仁・冨岡公子・熊谷信二：呼吸器血液病棟における看護師の抗悪性腫瘍剤曝露について，産衛誌，47, p. 540, 2005.
20) Thiede, T., et al.：Chlornaphazine as a bladder carcinogen, Acta Med Scand, 175, pp. 721-725, 1964.
21) Fairchild, W. V., et al.：The incidence of bladder cancer after cyclophosphamide therapy, J. Urol, 122, pp. 163-164, 1979.
22) IARC：Overall Evaluations of Carcinogenicity to Humans List of all agents, mixtures and exposures evaluated to date.

(http://monographs.iarc.fr/ENG/Classification/crthall.php)

23) 日本病院薬剤師会監修：抗悪性腫瘍剤の院内取扱い指針：抗がん薬調製マニュアル，第2版，じほう，p. 195, 2009.

24) 白戸四郎：抗悪性腫瘍剤を主とする細胞毒素性薬剤の問題点，医療廃棄物研究，5, pp. 1-32, 1992.

25) Valanis, B. G., et al.: Occupational exposure to antineoplastic agents; Self-reported miscarriages and stillbirths among nurses and pharmacists, Journal of Occupational and environmental Medicine, 41, pp. 632-638, 1999.

26) Maquire, L. C., et al.: The effects of anti-leukemic therapy on ganadal histology in adult male, Cancer, 48(9), pp. 1967-1971, 1981.

27) 石井範子・嶽石美和子・佐々木真紀子・村田勝敬：抗癌剤取り扱い看護師の職業性曝露に関する認識と安全行動．日本公衆衛生雑誌，52, pp. 727-735, 2005.

28) 菊地由紀子・石井範子・工藤由紀子・長谷部真木子・杉山令子・長岡真希子・佐々木真紀子：抗がん剤化学療法中及び治療後の看護における曝露防止の現状，日本がん看護学会誌，27巻，特別号，p. 378, 2013.

29) 日本エアロゾル学会：エアロゾル用語集，京都大学学術出版会，2004.

30) 高橋幹二（著）・日本エアロゾル学会（編）：エアロゾル学の基礎，森北出版，2003.

31) 杉山令子・佐々木真紀子・長谷部真木子・長岡真希子・菊地由紀子・工藤由紀子・石井範子：訪問看護師の抗がん剤による職業性曝露の健康影響の認知と曝露防止策の実施状況，日本がん看護学会誌，25(3), pp. 12-19, 2011.

32) Oncology Nursing Society: Safe handling of hazardous drugs, 2nd edition, Pittsburgh: ONC, p. 23, 2011.

33) Reich, S. D., et al.: Letter－contact dermatitis associated with adriamycin(NSC-123127) and daunorubicin(NSC-82151), Cancer Chemother Rep, 59, pp. 677-678, 1975.

34) Clemons, D. E., et al.: Letter－dermatitis medicamentosa; a pitfall for the unwary, Arch Dermatol, 112, p. 1179, 1976.

35) Gundersen, S.: Safety rules in preparation and infusion of cytostatic materials, Tidsskr Nor Laegeforen, 96, p. 1388, 1976.

36) Johansson, H.: How hazardous are cytostatic agents to personnel ?, Vardfaket, 3, p. 1016, 1979.

37) McLendon, B. F., et al.: Corneal toxicity from vinblastine solution, Br J Ophthalmol, 62, pp. 97-99, 1978.

38) Teir, H.: Toxicologic effects on the eyes at work, Acta Ophthalmol, 161, pp. 60-65, 1984.

39) Thestrup-Pedersen, K., et al.: Precautions for personnel applying to pical nitrogen mustard to patients with mycosis fungoides, Dermatologica, 165, pp. 108-113, 1982.

40) Reynolds, R. et al.: Adverse reactions to AMSA in medical personnel, Cancer Treat Rep, 66, p. 1885, 1982.

41) Duvall, E., et al.: An unusuall accident during the administration of chemotherapy, Cancer Nurs, 3, pp. 305-306, 1980.

42) Dorr, R. T.: Practical techniques for preparation and aministration of cytotoxic agents, Paper presented at the symposium "Practical approaches to safe handling of anticancer products". Mayaguez, Puerto Rico, November, p. 25, 1993.

参考文献

高久史麿・矢崎義雄(監)・北原光夫・上野文昭・越前宏俊(編):治療薬マニュアル,医学書院,2013.
浦部晶夫・島田和幸・川合眞一(編):今日の治療薬2013,南江堂,2013.
西篠長宏(編):抗悪性腫瘍薬マニュアル,中外医学社,2007.
がん情報サイト－薬剤情報.
　(http://cancerinfo.tri-kobe.org/pdq/medicine/index.jsp)
Oncology Nursing Society: Safe Handling of Hazardous Drugs, 1st ed. Pittsburgh: ONS, p. 28, 2003.
Oncology Nursing Society: Safe Handling of Hazardous Drugs, 2nd ed, Pittsburgh: ONS, pp. 47-48, 2011.
山本昇・山本信之(著)／西篠長宏(監):抗癌剤の薬物動態,臨床腫瘍研究最前線,4,協和企画通信,pp. 23-26, 1997.
Hoffman, D. M.: Reproductive risks associated with exposure to antineoplastic agents: A review of the literature, Hospital Pharmacy, Vol. 21, pp. 930-940, 1986.

第3部

抗がん薬曝露防止の実際

　第3部では看護者を抗がん薬の曝露から防護するための具体的な方法を提示する。ここでは第2部 4「看護業務と曝露の機会」，5「抗がん薬の曝露経路」の内容を踏まえ，実際にどう作業を進めるとよいかについて述べる。

　抗がん薬を取り扱う看護者が職業性曝露を防ぎ安全に業務を進めるには，①調製・与薬準備のための環境整備，②防護具の活用，③安全な薬剤の取り扱い（調製・与薬準備，保管・搬送，与薬，こぼれた薬剤の処理，抗がん薬付着物の廃棄，曝露時の緊急対応），④治療中の患者へのケアにおける注意事項（排泄物の取り扱い，リネン類の取り扱い，在宅治療中の患者と家族の曝露防護）という4つの原則が重要である。以下，具体的な曝露防止の手順を示す。

1 調製・与薬準備のための環境整備

1．調製・与薬準備のための環境整備の必要性

　抗がん薬の取扱者は，特に薬剤調製・与薬準備作業において曝露する危険性が高い。例えばバイアル内で抗がん薬を溶解する作業はエアロゾルを発生しやすく，取扱者は吸入してしまう危険性がある。また，点滴ボトルに溶解薬剤を注入する作業でも，こぼれたり流出した薬液が取扱者の皮膚に付着してしまう危険性がある。

　病棟における抗がん薬の調製・与薬準備作業では，作業環境の整備が不十分であれば，直接作業する看護者など取扱者だけでなく，周囲の医療従事者等も曝露する危険性がある。

2．安全キャビネットの設置

A．安全キャビネットの曝露防止における有効性

　抗がん薬を安全に取り扱うには，生物学的安全キャビネット（BSC：Biological Safety

図1 安全キャビネット　　　　　　　　　　　　図2 安全キャビネット内の気流

〈クラスⅡ・タイプB2〉　　　　　　　　　　　〈クラスⅡ・タイプB2〉

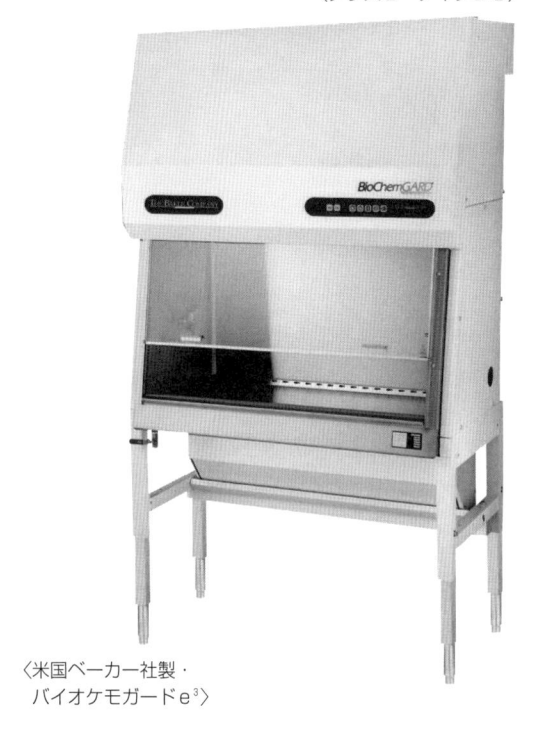

〈米国ベーカー社製・
バイオケモガードe³〉

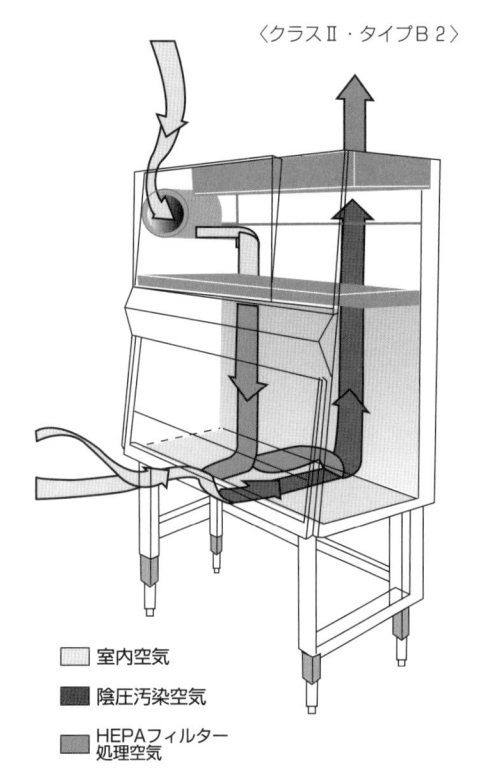

□ 室内空気
■ 陰圧汚染空気
□ HEPAフィルター処理空気

（提供：日科ミクロン株式会社）　　　　　　　（提供：日科ミクロン株式会社）

Cabinet, 以下「安全キャビネット」という）を活用すると効果が高い。安全キャビネットは抗がん薬取り扱い専用の機器ではないが, 動物実験などにおける病原体飛散による実験者の曝露や, 有害化学物質取り扱い時におけるエアロゾルの吸入を避けるためなどに使用される機器であることから, 抗がん薬の調製・準備作業時の曝露防止に利用できる。また, 取扱者の安全確保だけでなく, 抗がん薬調製時の無菌操作にも役立つ（図1・図2）。

米国においては労働安全衛生局（OSHA）による抗がん薬取り扱いに関するガイドラインである OSHA work-practice guidelines for personnel dealing with cytotoxic (antineoplastic) drugs（OSHA細胞毒素剤〈抗腫瘍剤〉を取り扱う職員のための作業実施ガイドライン）において, 抗がん薬の曝露防止対策の最重要事項は, 安全キャビネットの設置と抗がん薬取扱者の教育であるとして特に強調されている。

なお, 安全キャビネットの他にも, 薬剤の無菌操作に適した機器には「水平層流式クリーンベンチ」があるが, クリーンベンチの場合はフィルターで濾過した空気をベンチ内に吹き出すことで作業空間を陽圧にし, 清浄度を保つ構造であるため, 抗がん薬の調製作業時に用いると, エアロゾルの混入した空気が取扱者に吹きかかってしまう（図3）。

図3 安全キャビネットとクリーンベンチの構造

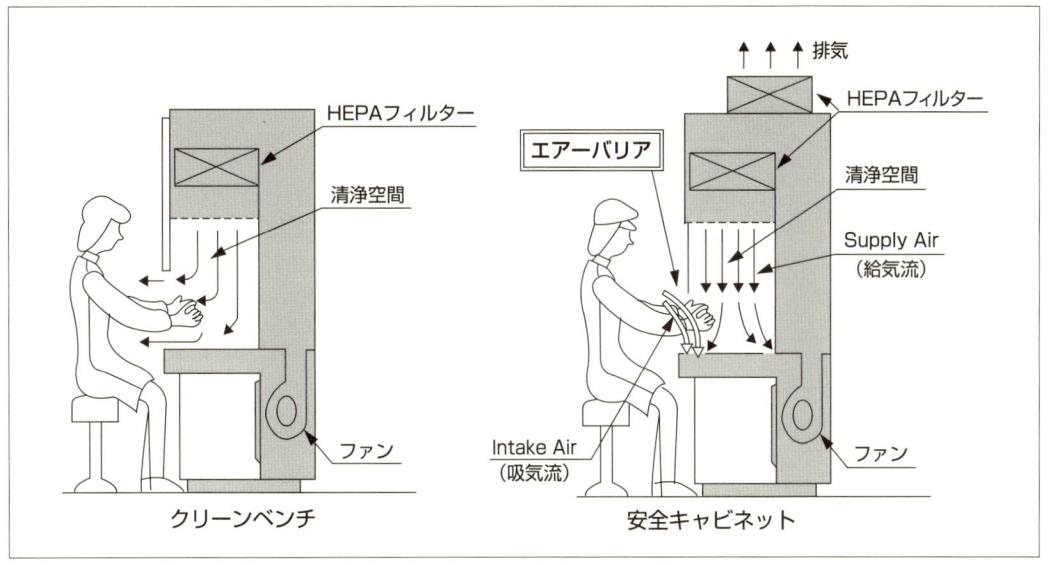

(日本病院薬剤師会監修:抗悪性腫瘍剤の院内取扱い指針・改訂版・抗がん剤調製マニュアル, じほう, p.133, 2005)

したがって,クリーンベンチは調製時の無菌操作には役立つものの抗がん薬曝露防止のための使用には適さない。現状では,安全キャビネットの設置が,抗がん薬調製・準備時における曝露防止に最も適しているといえよう。

B. 安全キャビネットの機種

従来,安全キャビネットには,①クラスⅠ,②クラスⅡ,③クラスⅢの3種類があったが,近年,環境汚染予防の観点から,屋外への排気を行わない型の,④アイソレーターを使用する施設も見られるようになってきた。

各機種の特徴を簡単に説明し,どの機種が抗がん薬曝露防止に最適かについて述べる。

a. クラスⅠ

安全キャビネット・クラスⅠの構造は抗がん薬調製時の曝露防止に有効といえる。病原体の飛散を防ぐ機能もあり,作業者の感染を防止する効果も期待できる。

ただし,他機種(クラスⅡ,クラスⅢ,アイソレーター)と比較すると外部からキャビネット内に微生物が混入しやすい構造であり,無菌操作の面では3機種中で効果が最も低い。

b. クラスⅡ

クラスⅡは,内部の高い清浄機能を維持できる構造で,調製する取扱者の曝露防護に有効である。さらに無菌操作にも適している。クラスⅡは構造やキャビネット内の気流方式の型別に

表1 クラスⅡのタイプAとBの分類

		タイプA1	タイプA2	タイプB1	タイプB2
吸気流平均風速		約0.4m/sec以上	約0.5m/sec以上		
給気エア		HEPAフィルターを通過した無菌ラミナーフローであること			
排気エア		汚染した空気はHEPAフィルターを通して一部は給気へ循環し，一部は排気される			汚染した空気は，HEPAフィルターを通して全てが排気される
	循環気率	約70%	約70%	約30%	0
	排気率	約30%	約30%	約70%	100%
排気方法		室内排気	室外排気（陰圧ダクト方式）		

（日本病院薬剤師会監修：抗悪性腫瘍剤の院内取扱い指針・改訂版・抗がん剤調製マニュアル，じほう，p.131, 2005）

より，クラスⅡ・タイプAとクラスⅡ・タイプBに分類される（表1）。

クラスⅡ・タイプAは，フィルター（HEPAフィルター：High Efficiency Particulate Air Filter：空気中や排気中に含まれる微粒子も捕集できる高機能フィルター）を通過した空気のうち，約70%が再給気されて屋内に循環（循環気率）し，残りの約30%が屋外（A2タイプの場合）に放出（排気率）される構造の気流方式である。

一方，タイプBの気流方式は垂直層流式と呼ばれ，HEPAフィルターを通った空気は屋外に排気される構造である。フィルター通過後の排気率（空気がどの程度屋外に排気されるか）によって，タイプBはB1タイプ（70%が屋外に排気）とB2タイプ（100%が屋外に排気）に分類される（図2，表1）。

c．クラスⅢ

クラスⅢは，最も危険性の高い生物材料を取り扱う場合に適した構造と機能を有する機種である。

開口部のない密閉型のキャビネットで内部の負圧は120Paを維持する。流入空気はHEPAフィルターで処理し，排気は二重のHEPAフィルターで処理するものである。抗がん薬の曝露防止に準用する場合の問題としては，構造が密閉型であること，クラスⅡに比べて作業空間が狭く，操作性の面で大きな制限を受けることである（図4）。

したがって，抗がん薬の調製・準備作業における曝露防止において，構造・機能面，操作性の面から最も適している安全キャビネットは，屋外に有害飛散物質を100%排気するクラスⅡ・タイプB2（図1，p.32）であり，これが病棟に設置できれば，抗がん薬の調製・与薬準備作業時の曝露防護の面から高い効果が得られる。

なお，近年では，調製室内にもエアロゾルが排気されないように，密閉式の抗悪性腫瘍薬の

図4　クラスⅢにおける空気の流れ

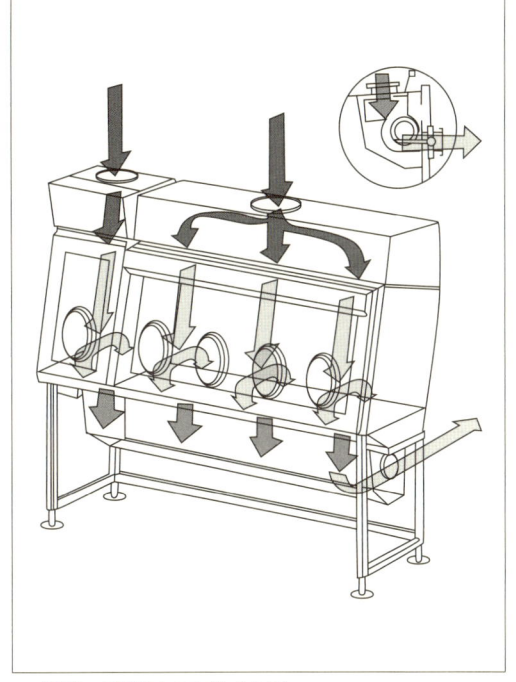

図5　抗悪性腫瘍薬の無菌調製用「陰圧アイソレーター」

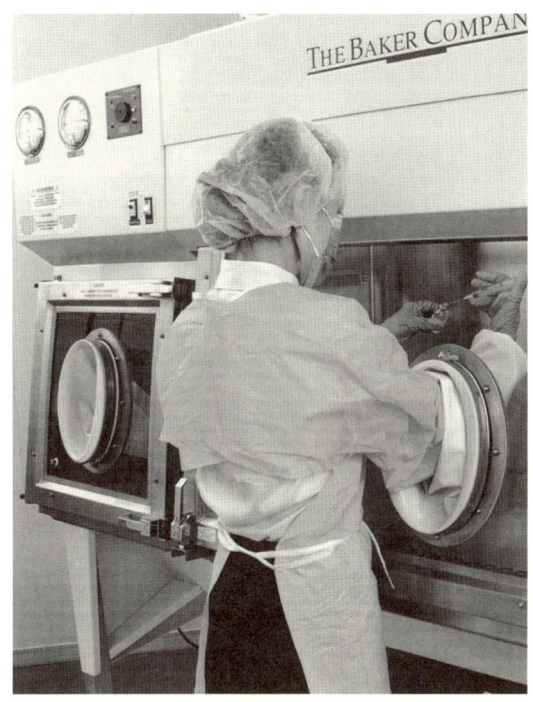

（提供：日科ミクロン株式会社）

（提供：日科ミクロン株式会社：ケモシールド）

無菌調製用「陰圧アイソレーター」も開発されている（図5）。

3．安全キャビネット内で調製・与薬準備する場合の環境整備

　抗がん薬取扱者の曝露防護やエアロゾルの室内浮遊を避けるため，また薬剤調製・準備作業における無菌操作のためにも，抗がん薬の調製と与薬（点滴）準備作業は，安全キャビネット内で行う。

　安全キャビネット内で作業する場合にも，薬剤の飛散やエアロゾルの発生によって取扱者が抗がん薬に曝露する危険に備え，必ず防護具を装着し，注意深く作業を進める必要がある。

A．必要物品
① 防護具（手袋2双，マスク，保護メガネ・フェイスシールド，ガウン，ヘアキャップ）
② 吸収性シート（表面：吸収性，裏側：プラスチック製のもの）
③ 薬剤および混合・調製に使用する注射器・注射針
④ 点滴バッグ（またはボトル）および点滴セット
⑤ 2％次亜塩素酸ナトリウム（漂白剤）

⑥　1％チオ硫酸ナトリウム溶液（いわゆる「チオ硫酸ソーダ」「ハイポ」）
⑦　ガーゼ
⑧　廃棄容器（耐貫通性容器，密閉式プラスチックバッグなど）

B．作業手順

①　調製・与薬準備作業前の手洗いをする
②　防護具を装着する
③　2％次亜塩素酸ナトリウムをガーゼに浸し，キャビネット内の作業台表面を清拭する
④　1％チオ硫酸ナトリウム溶液をガーゼに浸し，キャビネット内の作業台表面を清拭する
⑤　キャビネットの前面シールドを取扱者の目と顔を保護する位置に定める（図6）
⑥　吸収性シートを作業台に敷く
⑦　抗がん薬の調製・与薬準備に使うすべての物品は，必要最小限の数量のみキャビネット内に入れる（図6・図7）
⑧　入れた物品がキャビネット内の空気の下方への流れを塞いでいないか確認する（図7）
⑨　キャビネットの中央部で抗がん薬を調製・準備する（図8）
⑩　使用後の注射針とガラス片を耐貫通性の廃棄容器に入れる
⑪　調製・与薬準備の終了後は，注射針とガラス片以外のすべての使用物品を外側の一対の手袋とともに密閉できるプラスチックバッグに入れる
⑫　キャビネット内のすべてのゴミ容器に封をして，さらにラベルの貼られた有害薬剤専用廃棄容器（第2部・図8，p.25）に捨てる
⑬　ガウン，手に残った内側の一対の手袋，マスク，キャップなどの防護具をすべて外し，有害薬剤専用廃棄容器（⑫と同じ，p.25）に捨てる
⑭　作業終了後の手洗いをする

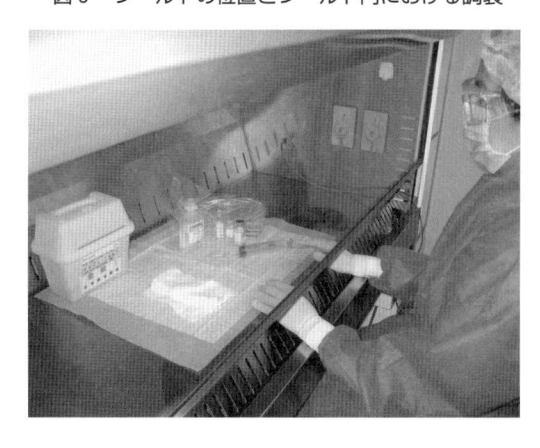

図6　シールドの位置とシールド内における調製

図7　安全キャビネット内の物品配置

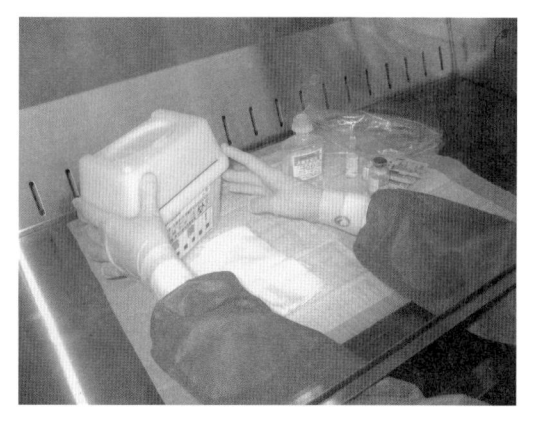

図8　抗がん薬の調製

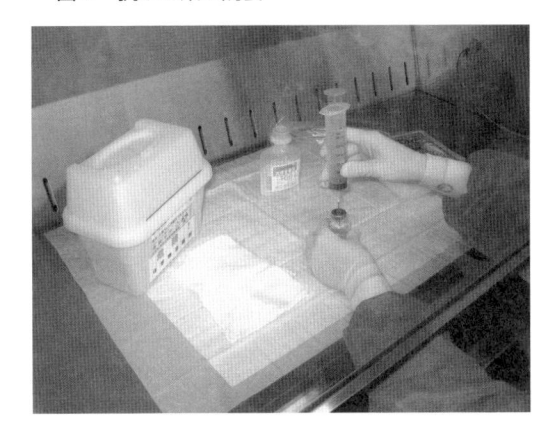

図9　安全キャビネット清掃物品

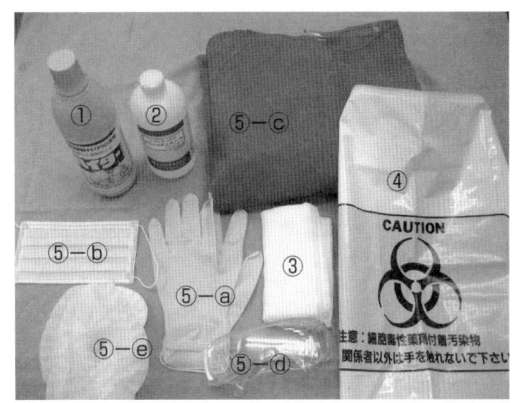

C．安全キャビネットの清掃

安全キャビネット内の清掃について述べる。日常業務における清掃は，①抗がん薬の調製・与薬準備作業の終了時，あるいは，②日勤作業終了時を原則とする。また，定期的に専門技術者に依頼し，HEPAフィルターの上にあるカバー，底面，排液用流出トラフの汚染物質除去を行うことが推奨される。

なお，安全キャビネット内で抗がん薬がこぼれたときには，汚染除去のため，手順に従い，速やかに清掃を行う（p.65：b．安全キャビネット内でこぼれた場合の手順）。

a．清掃の必要物品（図9）

① 2％次亜塩素酸ナトリウム（漂白剤）
② 1％チオ硫酸ナトリウム溶液（チオ硫酸ソーダ・ハイポ）
③ ガーゼ
④ 廃棄用の密閉式プラスチックバッグ
⑤ 防護具（ⓐ 厚手の手袋，ⓑ マスク，ⓒ ガウン，ⓓ 保護メガネまたはフェイスシールド，ⓔ キャップ）

b．清掃の手順

① 防護具の装着
　　清掃者は，作業時の汚染物質への曝露を防ぐために，身体防護具（ガウン，厚めの手袋，マスク，フェイスシールド，キャップ）を装着する。なお，作業中に防護具の破損（手袋が破れるなど）があれば直ちに交換する
② キャビネット内の通風の確保
　　安全キャビネット内は「送風」にしたままで清掃作業を行う

③ 機器の表面・背面・側面の清拭
　　2％次亜塩素酸ナトリウムを含ませたガーゼにて，安全キャビネットの表面・背面・側面の壁を，汚染が最も少ない上方から，汚染度の高い下方へ向けて清拭する（図10）
　　同様に，表面・背面・側面の壁を1％チオ硫酸ナトリウム溶液を含ませたガーゼでも清拭する
④ 使用した物品の廃棄
　　安全キャビネット内の清掃に使用したガーゼや手袋は密閉できるプラスチックバッグに廃棄する。着用した身体防護具も，清掃終了後に有害薬剤専用廃棄容器に廃棄する

c．次亜塩素酸ナトリウム・チオ硫酸ナトリウム溶液による清掃の意義

　安全キャビネット内の清拭には従来はエタノールが用いられてきたが，エタノールには有害薬品を不活性化する力がないことが明らかとなった。そのため，現在では抗がん薬を不活性化するには次亜塩素酸ナトリウム（漂白剤）の使用が推奨されている。
　次亜塩素酸ナトリウムによる清掃後に，さらにチオ硫酸ナトリウム溶液（チオ硫酸ソーダ，ハイポ）による清掃を行うことで，次亜塩素酸ナトリウムが不活性化され，安全キャビネット表面は腐食しにくくなる。このように，次亜塩素酸ナトリウムとチオ硫酸ナトリウムを用いることによって，抗がん薬の突然変異活性の不活性化が期待できる。
　米国には，これらの化学薬品を含ませたディスポーザブル製品（2％次亜塩素酸ナトリウムおよび1％チオ硫酸ナトリウムの溶液を含むパッドがそれぞれ1枚ずつパックされている清掃用物品）がある（米国商品名：Surface Safe®：日本未発売）。
　なお，亜塩素酸ナトリウムおよびチオ硫酸ナトリウムに加え，水酸化ナトリウムを用いて抗がん薬を物理的に除去すると，突然変異活性の不活性化効果は最大限に発揮されると言われている。そうした効用を持つ不活化ワイプ（トリプルクリン®）が日本では発売されている。

図10　安全キャビネット内の拭き方

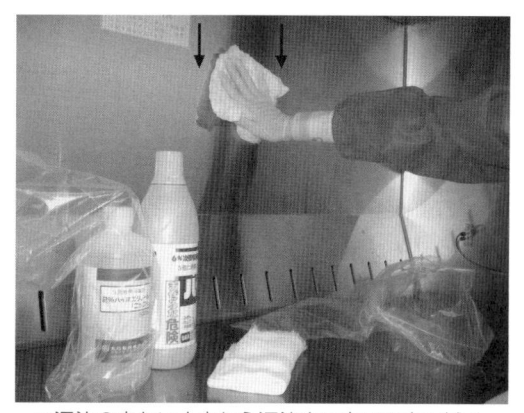

※汚染の少ない上方から汚染度の高い下方へ拭く

図11　抗がん薬用不活性化ワイプ

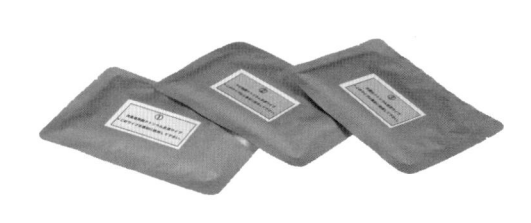

（トリプルクリン®，製造・販売：ニプロ株式会社，参考資料2）

トリプルクリン®は，5％次亜塩素酸ナトリウム，0.17molチオ硫酸ナトリウム，0.8mol水酸化ナトリウムの溶液を含むパッドが各1枚パックされた清掃用物品である（図11，巻末：附録・参考資料2, p.98)

4．安全キャビネットがない場合の調製・与薬準備のための環境整備

医療施設の構造，および経済的な事情などによって安全キャビネットを使用できない場合の抗がん薬の調製・与薬準備作業の進め方を述べる。

手順は安全キャビネット内で行う場合と同じであるが，安全キャビネットを用いた作業より厳重な環境の整備と，優れたテクニックが必要となる。

安全キャビネットを設置していない施設における抗がん薬調製・与薬準備作業の場所の選択は，①換気装置と流し台があること，②他の薬剤を調製・準備する台からは離れていること，③施設内でもなるべく人通りのない場所であることなどを基準に行う。

A．必要物品

① 防護具（手袋2双，マスク，ガウン，保護メガネまたはフェイスシールド，キャップ）
② 吸収性シート（表面：吸収性，裏側：プラスチック製のもの）
③ 薬剤および混合・調製に使用する注射器・注射針
④ 点滴バッグ（またはボトル）および点滴セット
⑤ 2％次亜塩素酸ナトリウム（漂白剤）
⑥ 1％チオ硫酸ナトリウム溶液（チオ硫酸ソーダ・ハイポ）
⑦ ガーゼ
⑧ 廃棄容器（耐貫通性廃棄容器，密閉式プラスチックバッグなど）

図12　警告用ラベルの例

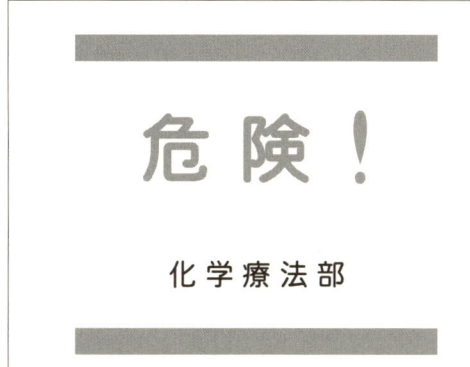

図13　安全キャビネットがない場合の使用物品

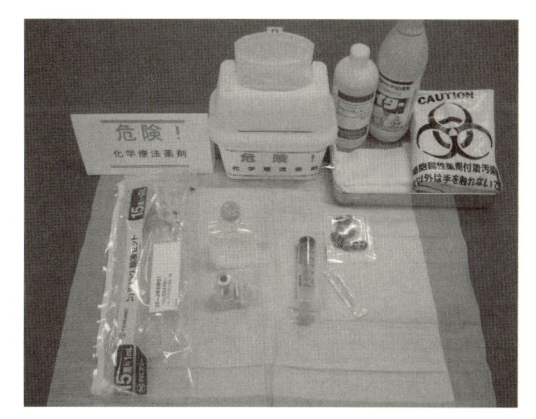

⑨　スピルキット（「こぼれた薬剤の処理」p.62）

B．作業手順
① 抗がん薬の調製・準備区域に危険を警告するラベル（前頁・図12）を貼って，部外者が区域内に入らないようにする
② 2％次亜塩素酸ナトリウム，1％チオ硫酸ナトリウム溶液で抗がん薬専用作業台の表面を清拭する
③ 使用する物品を不足のないように準備する
④ 抗がん薬専用作業台上に吸収性シートを敷き，使用物品を扱いやすく並べる（図13）
⑤ 調製・与薬準備作業前の手洗いをする
⑥ 防護具を装着する
⑦ 抗がん薬を調製・与薬準備する（方法は「調製・与薬準備」p.45～の項参照）
⑧ 調製・与薬準備が終了したら，注射針とガラス片以外の全ての使用物品を外側の一対の手袋とともに密閉できるプラスチックバッグに入れる
⑨ 作業台を清掃して，使用したガーゼは密閉できるプラスチックバッグに入れる（「安全キャビネットの清掃」に準ずる）
⑩ ゴミ容器に封をして，ラベルの貼られた有害薬剤専用廃棄容器に捨てる
⑪ ガウン，手袋，マスク，キャップ等の防護具を外して，有害薬剤専用廃棄容器に捨てる
⑫ 作業終了後は，十分な手洗いとうがいをする

2　防護具の活用

1．取り扱い作業の全過程における防護具の必要性

　抗がん薬を取り扱うすべての医療従事者は，作業の全過程において，使い捨ての防護具を適時・適切に装着する必要がある。また，薬剤を直接取り扱う者だけでなく，作業等に関係する看護助手，清掃業者，洗濯業者などの職員・スタッフ・業者にも，それぞれの業務における抗がん薬への曝露リスクを明確に提示しておく必要がある[1]。

　米国薬局方の第797条（USP 797）では薬剤準備・保管区域における医療従事者等の保護を命じている[2]。

　医療従事者にとって，防護具の使用は，抗がん薬からの職業性曝露を防ぐ際の最も効果的な方法である。過去の研究において，手袋を装着することで抗がん薬に接触した皮膚を保護し，薬剤への曝露を防いで職業的に抗がん薬に触れる人々における曝露リスクを減少させることが

図14 防護具の装着　　　　図15 手 袋

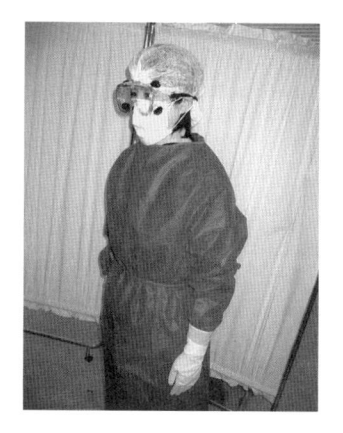

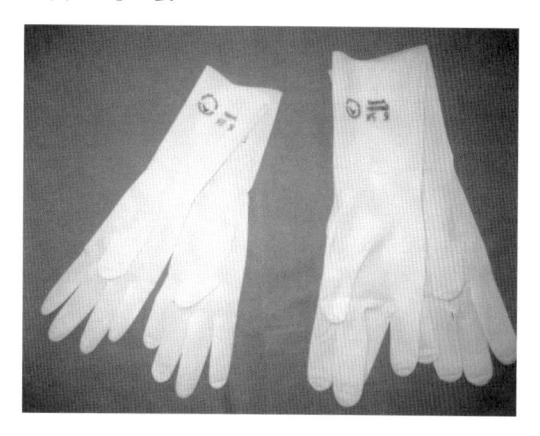

明らかにされている[3-5]。

防護具について，ONSでは「化学療法のために検査された手袋，化学療法に用いるものとして検査された素材で作られたガウン，および防毒マスク，フェイスシールド，ゴーグル」と定義[6]されているが，わが国には防護具に関する国家的レベルでのガイドラインがないため，各医療機関においてそれぞれガイドラインを作成し，医療従事者やその他の職員・スタッフに示すことができるよう準備しておくべきである。

本書では，①手袋，②マスク，③保護メガネ・フェイスシールド，④ガウン，⑤ヘアキャップなど使い捨ての防護具の適時・適切な装着と活用について概説する（図14）。

2．防護具の準備と装着の手順

A．手 袋

抗がん薬取り扱い作業の全過程において，手袋を装着する必要がある（図15）。

a．手袋を用意するときの留意点

① パウダーフリーであること

手袋についたパウダーは汚染物質を吸収する。そのため，これが作業時にエアロゾルとなって環境中に浮遊すると，取扱者等が汚染物質に接触する機会が増大してしまう。

② 厚手で薬剤の透過性の小さい素材であること

厚手の手袋とは，0.0045インチ＝0.1143mm以上のものである。素材は，ニトリル製の手袋が推奨されている[7]。

③ 視覚的に傷がないことを確認する

図16 マスク（N95タイプ）　　　　　　　　図17　保護メガネ（通常型）

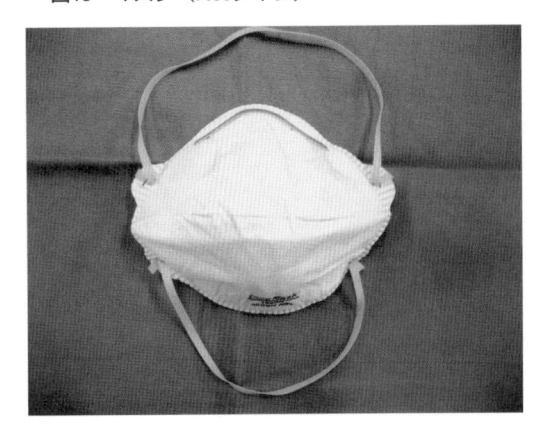

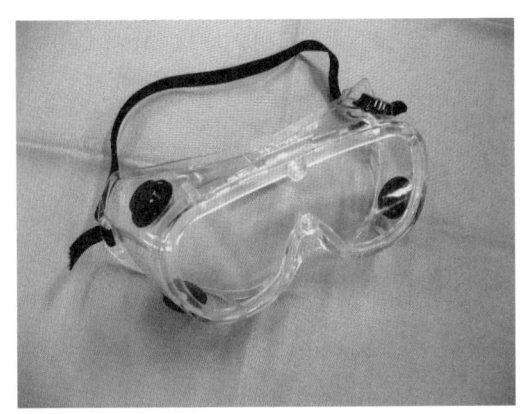

b．手袋を装着する手順

① 手袋の装着にあたっては，手洗いを装着前，交換時，外した後，そのつど行う
② 手袋は二重に装着する。内側の手袋はガウンの袖口の下に入れ，外側の手袋はガウンの袖口の上に出す
③ 手袋は30分ごとに交換する。ただし破損したら直ちに交換する

B．マスク

　抗がん薬のエアロゾルや微粒子の吸入を最小限にするために，取扱者はマスクを装着する。曝露防止に最も有効なマスクはN95タイプのマスク（図16），または結核予防に使用されるN99タイプのマスクである。厚手のサージカルマスクを使用する病院が多いが，サージカルマスクはエアロゾルや気化物質から取扱者を保護するものではなく，米国の労働安全衛生研究所（NIOSH）は推奨していない。非常に毒性の強い薬剤の調製では，N95タイプ，N99タイプのマスクを使用すべきである。
　マスクを装着してもエアロゾル化した抗がん薬の吸入を完全に避けることはできない。吸入を最小限にするには，マスクを過信せずに，エアロゾルや微粒子の発生を最小限にする正しい手順による薬剤の取り扱いがより重要である。マスクは原則として1回だけの使用とする。

C．保護メガネ・フェイスシールド

　抗がん薬のエアロゾルや飛沫から目を保護するためため，使い捨ての防塵用の通常型・簡易型の保護メガネを使用する（図17・図18）。
　また，目・口・鼻など取扱者の顔全体に飛沫や噴霧が起こり得る与薬状況（体腔内注入法・吸入法など）では，使い捨てのフェイスシールドを使用する（図19）。
　しかし，保護メガネやフェイスシールドを装着しても抗がん薬の付着を完璧に避けることは

図18 保護メガネ（簡易型）　　　　図19 フェイスシールド

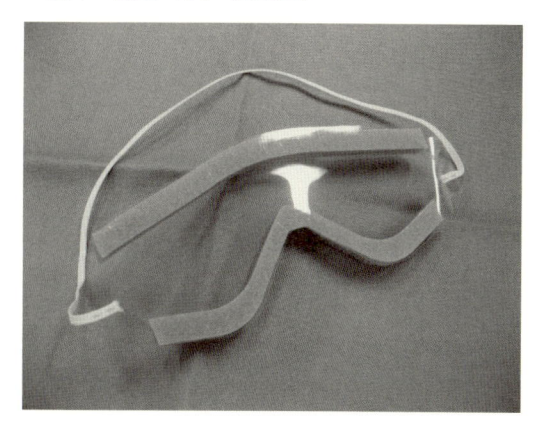

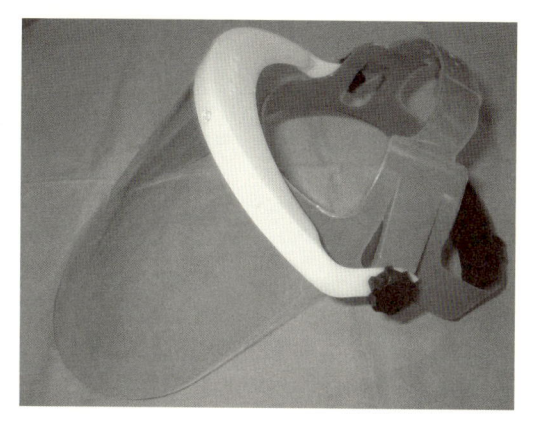

できない。やはり，エアロゾルや飛沫の発生を最小限にする正しい手順での薬剤の取り扱いが重要である。

D．ガウン

　抗がん薬の飛散による身体や衣服の汚染を防止するため，使い捨てのガウン（図20）を着用する。ガウンは，ポリエチレン製ガウンか，ビニールコーティング等によって透過性を小さくした素材でつくられたものがよい。
　形状は背開きの長袖で，袖口はニットなど伸縮性のあるものであれば，より機密性が高い。

E．ヘアキャップ

　抗がん薬の飛散によって取扱者の頭髪が汚染されることを防止するため，使い捨てのヘアキャップ（図21）を装着する。ヘアキャップも，ガウンと同様に，透過性の小さい素材のもの

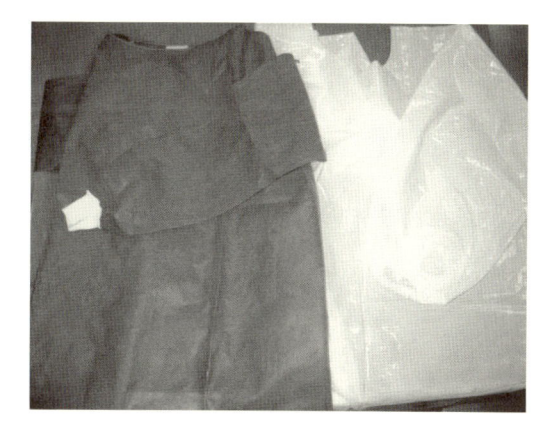

図20 ガウン　　　　　　　　　　図21 ヘアキャップ

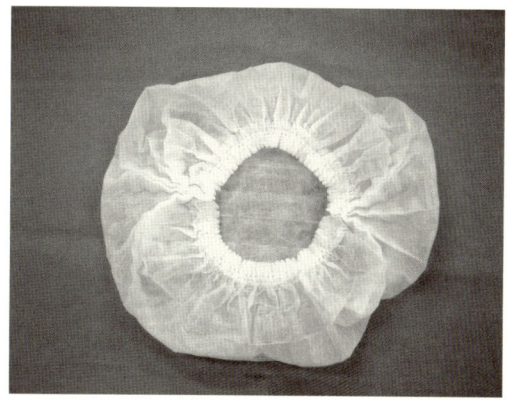

がよく，形状は頭髪を完全に覆えるものを選択する。

　ヘアキャップも原則として1回だけの使い捨ての使用とする。

3．防護具の外し方と廃棄の手順

　手袋，マスク，保護メガネ，フェイスシールド，ガウン，ヘアキャップなどのすべての身体防護具は，抗がん薬の調製・与薬準備作業区域から出る際には脱ぎ，有害薬剤専用廃棄容器に破棄する"使い捨て"とすることが原則である。

　また，抗がん薬与薬中に他の患者にケアを行う必要が生じた場合も，以下の手順・注意点に沿って防護具を外し，使用済の防護具を廃棄して，よく手洗いしてからケアにあたる。

A．手袋を外す

　防護具を外す際は，まず初めに二重に装着した手袋のうち外側の一双を外す。内側の残りの一双の手袋は，ガウン・ヘアキャップ・マスク・保護メガネ等を外した後，最後に取り外す。

　手袋を外す場合には，抗がん薬が付着した可能性のある手袋の部分を内側に折り込むようにまとめ，速やかに密閉式プラスチックバッグに廃棄する。

B．ガウンを脱ぐ

　ガウンを脱ぐ際には，抗がん薬が付着した可能性のある面には触れないように注意して，まず背部の紐の結び目を解く。抗がん薬が付着した可能性のある部分を内側に折り込むようにまとめ，速やかに密閉式プラスチックバッグに廃棄する。

C．ヘアキャップ・マスク・保護メガネ・フェイスシールドを外す

　ヘアキャップ，マスク，保護メガネ，フェイスシールドも抗がん薬が付着した可能性のある面に触れないように外していき，速やかに密閉式プラスチックバッグに廃棄する。

　以上の手順で，すべての防護具を密閉式プラスチックバッグに入れ，さらにそれを有害薬剤専用廃棄容器（第2部・図8，p.25）に捨てる。

　なお，防護具に関してはケモガード®（販売元：日科ミクロン株式会社）などの商品が発売されているので活用することもできる（附録・参考資料2，p.98）。

（工藤由紀子）

第3部　抗がん薬曝露防止の実際

3　安全な薬剤の取り扱い

1．調製・与薬準備

　抗がん薬の調製や与薬準備の作業では，より高い濃度の薬剤が取り扱われることが多いため，取扱者には多様な操作手技が要求される。薬剤のこぼれやエアロゾルが発生する機会も多い。曝露を減らすには，正しい曝露防止方法を，正しい手順に沿って実施する必要がある。

A．調製・与薬準備に共通する注意点
① 準備の前後には石けんと流水で手洗いし，終了後にはうがいをする（抗がん薬の調製・与薬準備でも，一般薬剤の取り扱いと同様に感染予防に留意する必要がある）
② 抗がん薬を取り扱う前に，必ず防護具を装着する（ 2 「防護具の活用」参照）
③ すべての作業を安全キャビネット内で実施する
④ 安全キャビネットが使用できない場合は，抗がん薬専用作業台で実施する（p.39）
⑤ 専用作業台は，換気装置のある部屋で，他の一般薬剤を扱う台から離れた人通りのない場所に設置する。これは，調製・与薬準備作業中は抗がん薬のこぼれやエアロゾル発生の危険があり，取扱者以外への曝露の危険性を減らすためである
⑥ 作業中の出入をなくすため，廃棄容器も含め，必要物品はすべて手元に準備しておく
⑦ 作業中の抗がん薬の流出を避けるため，ルアロック式注射器（図22・次頁）・注射針・閉鎖式システムを持つ点滴セットを用いる
⑧ 吸子が外筒から外れる事故を避けるため，必要量より容量の大きい注射器を用いる
⑨ 作業中は注射針からの薬剤のこぼれやエアロゾル発生による曝露が多いという危険性について十分認識する
⑩ 準備完了した注射器や点滴バッグは密閉式プラスチックバッグに入れ，内容物が抗がん薬であることが他の職員等も一目でわかるように，専用の警告用ラベルを貼付する
⑪ 使用後の衛生材料・物品・防護具は，密閉式プラスチックバッグに入れ，有害薬剤専用廃棄容器に廃棄する
⑫ 使用後の針は，耐貫通性の有害薬剤専用の廃棄容器に廃棄する

B．調製・与薬準備の手順（共通の注意点は除く）
a．アンプルからの薬剤の吸い上げの手順
① アンプルの先端に溜まっている薬剤を下方に落とすため，1分間ほど静置する。薬剤がアンプルの首の部分から下方に流れることで，首の部分をカットする際に飛散する薬剤の

図22 ルアロック式注射器と筒先キャップ

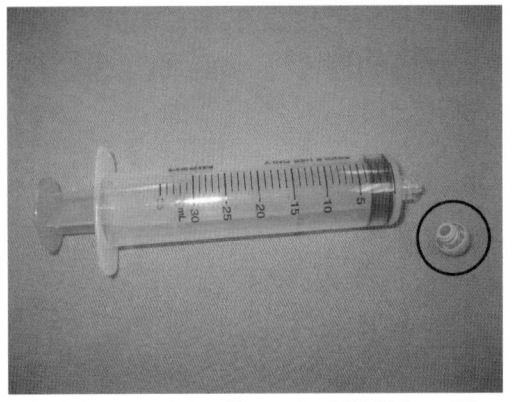

（自立式ルアロックチップキャップ，参考資料2，p.98）

図23 アンプルの静置（先端の薬剤を下方へ）

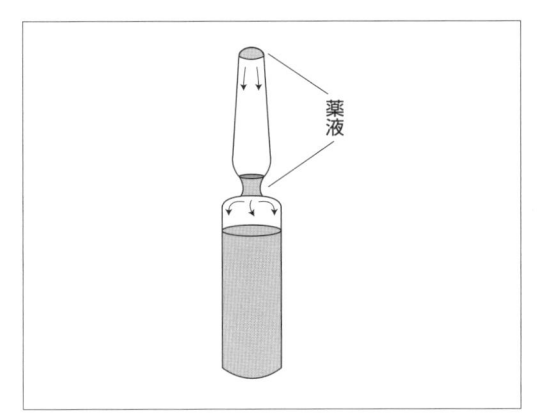

量を最小限に留めることができる（図23）

② アンプルの首の部分を消毒する

③ アンプルの首の部分を滅菌ガーゼまたは消毒綿（付着した抗がん薬の揮発を避けるため，付着の可能性がある場合，アルコールを含まないものとする）で覆ってカットする。アンプルをカットする前に覆うことで，薬剤が飛散しても，滅菌ガーゼまたは消毒綿に留まることが期待できる。また，アンプルのカット面で取扱者が負傷し曝露する事故の予防にもなる（図24）

④ 注射器に注射針を取り付けて，必要量の薬剤を正確に吸い上げる。このときガラス片を除去するフィルターの付きの注射針を用いてもよい。あるいは，誤刺予防を目的に，金属針でなくプラスチック針を用いてもよい

⑤ 注射針の中の薬剤を注射器に引く。薬剤が注射針の中に残ったまま針を外すと，薬剤がこぼれる危険性がある

図24 滅菌ガーゼまたは消毒綿で覆う

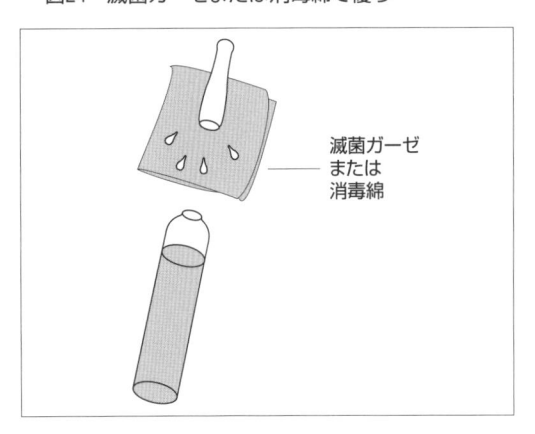

図25 バイアルに注射針を垂直に刺す

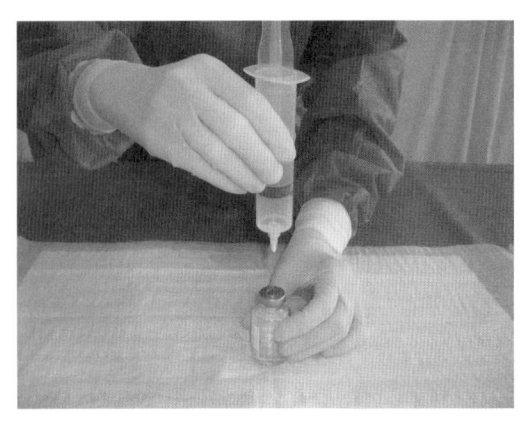

⑥ 注射針を外し，ルアロック式注射器の筒先にキャップ（図22）を付ける

b．バイアル内の液体薬剤の吸い上げの手順
液体薬剤の吸い上げ作業は，バイアル内を陽圧にしない手技で実施する．
① バイアルのキャップを外し，トップの消毒をする
② 注射器に吸い上げる薬剤量よりやや少な目の空気を入れる
③ バイアルを垂直に立て，トップに空気の入った注射器の針を垂直に刺す（図25）
④ バイアルを斜めに持ち上げ，注射針の針先を薬液中に入れて，まず少量の薬液のみ吸い上げる（図26）．バイアル内を陽圧にしないようにするためである
⑤ 注射針の針先を薬液の液面より外に出し，注射器内の空気が自然にバイアルに引かれることを待つ．空気を押し入れるとバイアル内が陽圧になる危険性があり，また薬液の中で空気を押し出すと泡立ちが生じ，正確に吸い上げることが困難となる（図27）
⑥ 上記の手順④と⑤を何度か繰り返すことで必要量を吸い上げる
⑦ 再びバイアルを垂直に立て，バイアル内から少量の空気を注射器に引いてから注射針を抜く．これはバイアル内を陰圧にし，注射針を抜く際にトップの穴からエアロゾルが出ることを予防するためである
⑧ 注射針の中の薬液を注射器内に引く
⑨ 注射針を外し，ルアロック式注射器の筒先に筒先キャップを付ける

c．バイアル内の粉末薬剤の溶解・吸い上げの手順
粉末薬剤の溶解と吸い上げは，バイアル内を陽圧にしない手技で実施する．
① バイアルのキャップを外し，トップの消毒をする
② 薬剤を吸い上げるための注射器に，薬剤溶解液を入れる

図26 バイアルを斜めにして少量のみ吸い上げる

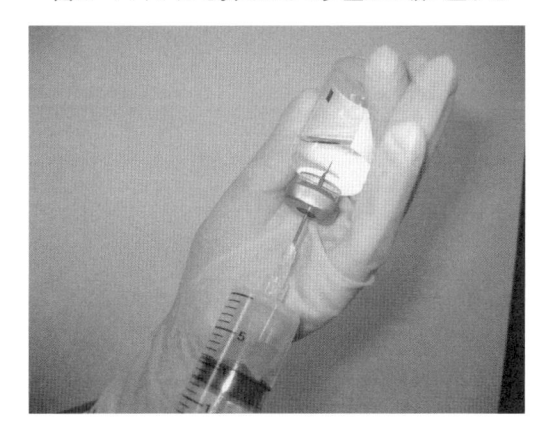

図27 注射器内の空気がバイアル内に吸引される

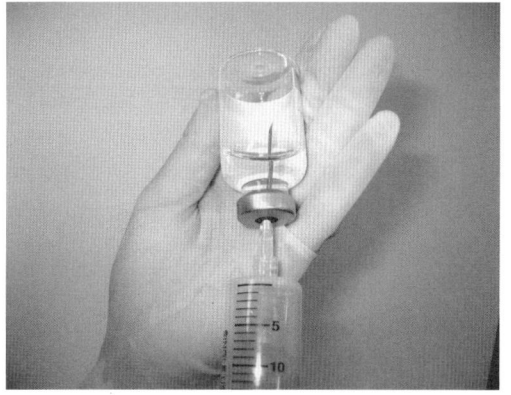

図28 針を刺したまま静かに回して溶解する

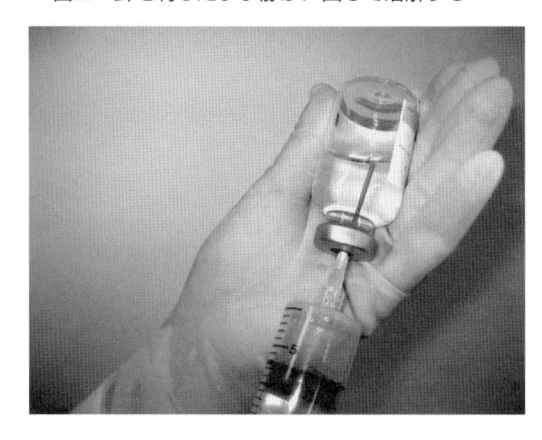

③ バイアルを垂直に立て，薬剤溶解液の入った注射器の針を下向きに垂直に刺す
④ バイアル内の空気を先に吸引し，注射器内の薬剤溶解液が自然にバイアル内に引かれるまで待つ
⑤ 上記④の手順を何度か繰り返すことで，薬剤溶解液をすべてバイアル内に入れる
⑥ 注射器が付いたままバイアルを斜めに持ち上げ，薬剤が完全に溶けるまで全体を静かに回す（図28：なお，この際に注射器を外すと，バイアルのトップに何度も針で穴を開けることになり，この穴から薬剤のこぼれやエアロゾルが発生する危険度が増す。さらに外した注射器内に残っている抗がん薬が空気中に漏出する可能性がある）。溶けたら注射針の針先を薬液中に入れて，少量を吸い上げる
⑦ 注射針の針先を薬剤の液面から外に出し，自然に注射器内の空気がバイアルに引かれるまで待つ（図27）

図29 抗がん薬用混合調製器具

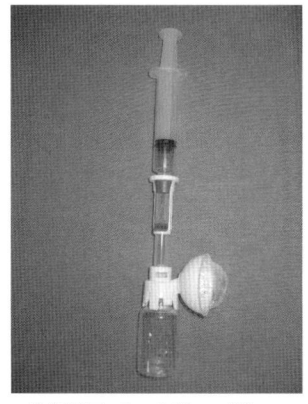

ⓐ（BDファシール™，p. 99） ⓑ（ChemoCLAVE®，p. 100） ⓒ（ケモセーフ®，p. 99）

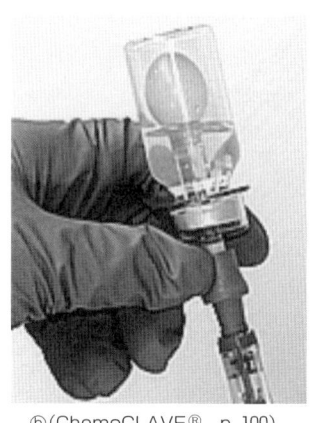

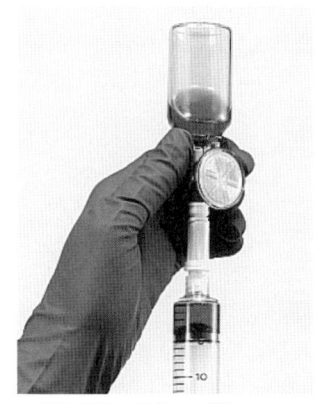

⑧ 上記の手順⑥⑦を何度か繰り返すことで，バイアル内の薬剤を全部吸い上げる
⑨ 再びバイアルを垂直に立て，バイアルから少量の空気を注射器に引いてから針を抜く
⑩ 注射針の中の薬剤を注射器に引く
⑪ 注射針を外し，注射器の筒先にルアロック式の筒先キャップを付ける

　なお，バイアルから薬剤を吸い上げる際バイアル内が陽圧になることを防ぎ，さらに閉鎖システムになっていて外部への抗がん薬のこぼれがないように工夫された医療器具（図29）も開発されている（ⓐBDファシール™：日本ベクトン・ディッキンソン株式会社，ChemoCLAVE®：ニプロ株式会社／株式会社パルメディカル，ⓒケモセーフ®：テルモ株式会社，附録・参考資料2，p.99〜100）。

d．点滴バッグへの抗がん薬の注入の手順
① 点滴バッグの注入口を消毒する
② 点滴バッグは，注入口を上に向けて垂直に立て，薬剤入りの注射器の針を注入口に垂直に刺す
③ 点滴バッグ内の空気を吸引して薬剤を静かに注入する
④ 針の中の薬剤も注入してから少量の空気を引いて針を抜く。これは点滴バッグ内を陽圧にしないためである
⑤ 点滴バッグの注入口は消毒し，シールを貼ったりキャップで覆う（図30）
⑥ 点滴バッグの外側は抗がん薬が付着した可能性を考慮し，水で濡らしたガーゼで拭く

e．錠剤・カプセルの与薬準備の手順
　経口投与する剤形（錠剤・カプセル）の抗がん薬を取り扱う場合にも，曝露防止に留意する必要がある。

図30　シールを貼った点滴バッグの注入口

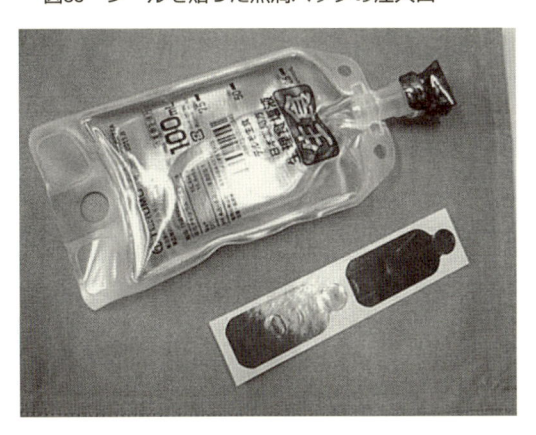

図31　薬剤の粉砕方法

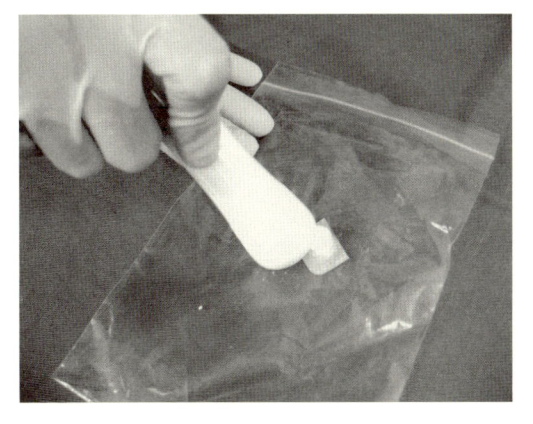

図32　カテーテルチップシリンジ用キャップ

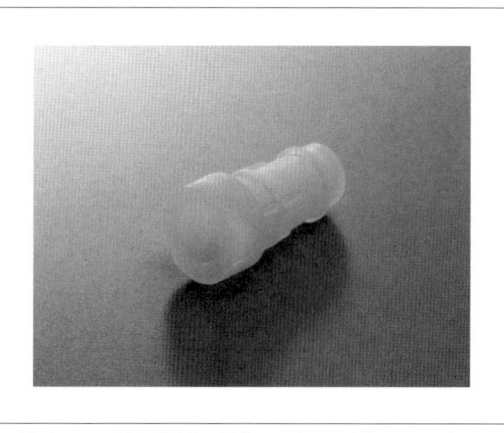

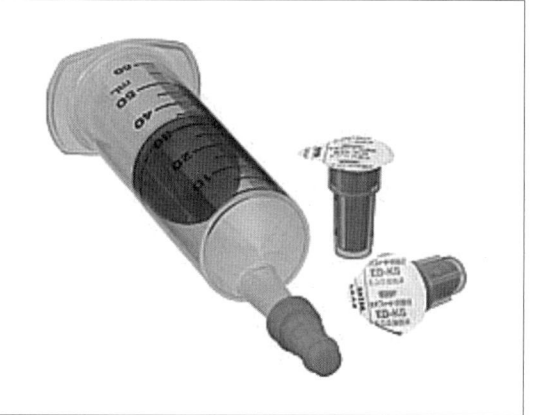

(ネオフィード保護栓®，製造・販売：株式会社トップ：電話 03-3882-7741)

① 1回量が包装されている場合，PTP（Press Through Package）シートに入っている場合は，抗がん薬を患者にそのまま渡し，服薬してもらう。あるいは包装やPTPシートから薬剤を直接患者の口に入れるか，使い捨てのカップを用いて曝露を予防する
② 与薬にあたり，患者の服薬介助をする必要がある場合は，防護具を装着して実施する
③ 錠剤を粉砕する必要がある場合，密閉式プラスチックバッグに入れたまま砕く（図31）
④ 薬剤によって，錠剤を粉砕するなどの剤形の変更を行うと薬効に影響を与える場合があるので，薬剤師などとよく相談して実施する
⑤ 経管栄養チューブから与薬する必要がある場合には，必ず安全キャビネット内で薬剤を溶解してカテーテルチップシリンジに入れ，そこでキャップをし（図32），さらに密閉式プラスチックバッグに入れて運ぶ（「経鼻胃管や腸ろうチューブからの与薬」，p.60）

(長谷部真木子)

2．保管・搬送

抗がん薬の保管・搬送にあたっては，適切な方法を遵守し，不用意な曝露が起きないよう注意しなければならない。保管場所には，抗がん薬専用の警告ラベルを貼付して取扱者の注意を喚起するとともに，取り扱い方法を明示し，これを周知する必要がある。

A．抗がん薬の保管の手順
① 抗がん薬専用のスペースを設けて保管する
② 保管場所には抗がん薬専用の警告用ラベルを貼付する
③ 保管場所には，地震など災害発生時にも落下したり倒れないよう曝露防止策を講じる。

図33 ガードの付いた薬品棚　　図34 鍵付きの薬品庫

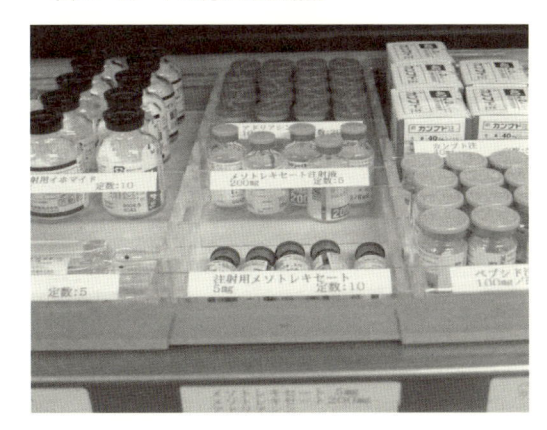

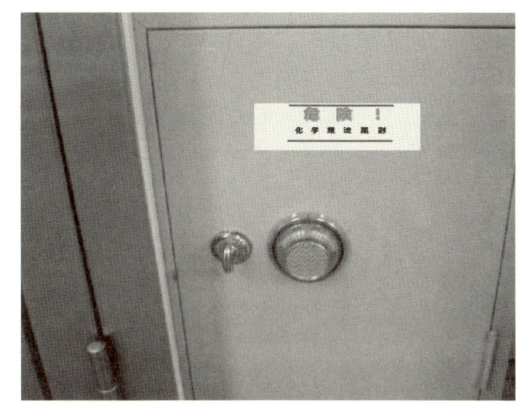

防止策としては，ガードの付いた薬品棚や引き出しなどに保管する方法がある（図33）。薬品棚は，倒れないように固定具や鎖などで固定する。また，引き出しも振動などで引き出されることのないよう鍵付きとする（図34）

④ 抗がん薬の保管場所では喫煙，飲食，化粧をしない。保管場所で薬剤の破損が起こると，抗がん薬がエアロゾルや滴となって周辺に飛散・付着する危険性がある。気づかずにそれらに手を触れてしまい，喫煙，飲食，化粧などを行うと経口摂取による曝露につながる

B．抗がん薬の搬送の手順
① 抗がん薬は二重にした透明の密閉式プラスチックバッグに入れて搬送する（紫外線透過防止を要する薬剤以外）
② アンプル搬送時は特に破損の危険性が高いため，搬送中のアンプルの状態が確認できるように透明の密閉式プラスチックバッグに入れる。アンプルは，外装をつけたまま密閉式

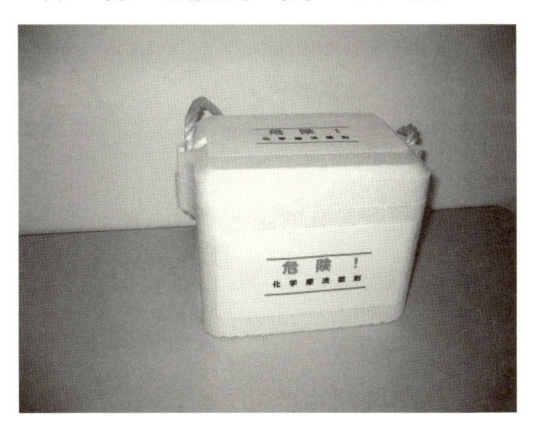

図35 抗がん薬搬送用の専用コンテナ（例）

プラスチックバッグに入れて搬送することが望ましい
③　密閉式プラスチックバッグには，内容物が抗がん薬であることが一目でわかるよう専用の警告ラベルを貼付する
④　上記の手順で抗がん薬を密閉式プラスチックバッグに入れたのち，さらに専用コンテナに入れて搬送する（図35・前頁）
⑤　エアシューターを使用した搬送は絶対に行わない。振動によりアンプルが破損する危険性が高く，また破損した場合には周辺への汚染の広がりが甚大となる

（佐々木真紀子）

3．与　薬

　抗がん薬の与薬方法には，注射法（点滴静脈内注射・静脈内注射・筋肉内注射・皮下注射），経口法，塗布法，体腔内注入法などがある。
　与薬時の取り扱いによる抗がん薬曝露を防止するには，薬剤の毒性を十分に理解した上で，正しい手順で行うことが重要である。

A．与薬に共通する注意点

①　与薬の前後には石けんと流水で手洗いする
②　抗がん薬与薬に関するすべての作業は，目線より下で行う
③　抗がん薬がこぼれた場合にも迅速に対応できるように，スピルキット（図45，p.64）または専用の物品を準備する
④　抗がん薬を取り扱う前に防護具を装着する
⑤　準備した点滴セット，注射器，薬剤は密閉式プラスチックバッグに入れて患者のもとへ運ぶ。患者のところに行く際は，新しい防護具を装着する
⑥　使用後の衛生材料や防護具（吸収性シート，ガーゼ，アルコール綿をはじめ，ガウン・マスク・手袋等の防護具など与薬に使用した物品すべて）は密閉式プラスチックバッグに入れ，有害薬剤専用の廃棄容器に廃棄する
⑦　残った抗がん薬はアンプル・バイアル・点滴バッグに入れたまま，また経口薬・局所薬は密閉式プラスチックバッグに入れて専用の廃棄容器に廃棄する
⑧　使用後の注射針はリキャップせず，注射器につけたまま耐貫通性の廃棄容器に捨てる
⑨　与薬に使用した機器や物品（輸液ポンプ，点滴スタンド等），ベッドサイドの汚れは，2％次亜塩素酸ナトリウム溶液と1％チオ硫酸ナトリウム溶液，または抗がん薬の中和・除染剤トリプルクリン®（図11，p.38）などを用いて，手袋を装着して清拭する
⑩　点滴の側管注入口等に使用する消毒綿は，抗がん薬投与前は感染防止のためアルコール

第3部　抗がん薬曝露防止の実際

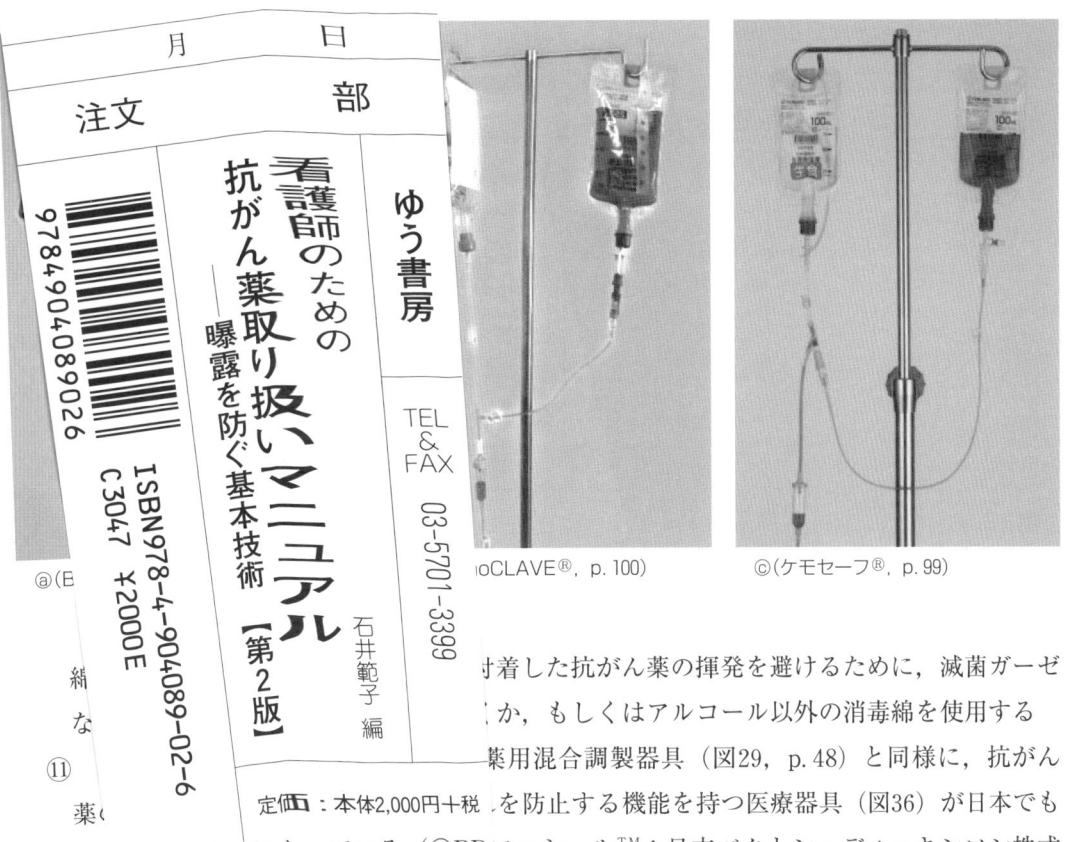

©(ChemoCLAVE®, p.100)　　©(ケモセーフ®, p.99)

付着した抗がん薬の揮発を避けるために，滅菌ガーゼ〔　　〕か，もしくはアルコール以外の消毒綿を使用する〔　　〕薬用混合調製器具（図29，p.48）と同様に，抗がん〔薬〕を防止する機能を持つ医療器具（図36）が日本でも販売されるようになっている（ⓐBDファシール™：日本ベクトン・ディッキンソン株式会社，ⓑChemoCLAVE®：ニプロ株式会社／株式会社パルメディカル，ⓒケモセーフ®：テルモ株式会社，附録・参考資料2，p.99〜100）。

それぞれの製品の特性や使用方法を正しく理解し，用いることが望ましい。

B．与薬方法別の必要物品

抗がん薬の与薬における必要物品には，①防護具，②滅菌ガーゼ，③吸収性シート，④密閉式プラスチックバッグ，⑤耐貫通性廃棄容器，⑥有害薬剤（抗がん薬）専用廃棄容器などがある。それぞれの与薬方法に適した物品を一覧表で示した（表2・次頁）。

C．与薬方法別の手順

a．点滴静脈内注射の手順

抗がん薬の点滴静脈内注射の準備作業は，安全キャビネット内にて実施することが望ましい。点滴セットのプライミングは，抗がん薬の入っていない点滴剤で実施し，その後に抗がん薬を注入することが基本となる。

53

表2　与薬における必要物品一覧

与薬の方法	防護具(※)	滅菌ガーゼ
点滴静脈内注射 静脈内注射	○	○
筋肉内注射 皮下注射	○	○
経口法	○	
経管栄養チューブ からの与薬	○	○
坐薬・外用剤の与薬	○	
体腔内注入法	○	○

※それぞれの与薬作業に適した防護具を使用すること

しかし，現実には安全キャビネットがない病棟で抗がん薬を扱っていたり，薬剤部の安全キャビネット内で抗がん薬を点滴バッグに注入し，病棟で点滴セットを付けているという場合もあろう。そこで，以下に安全キャビネットのない場合の点滴静脈内注射の手順を述べる。

「安全キャビネットがない場合の調製・与薬準備のための環境整備」（p.39）の必要物品に従い，準備を整えておく。

● 点滴セットのプライミングの手順

【抗がん薬が点滴バッグに混入されていない場合】

① 防護具（ガウン，手袋，ヘアキャップ，保護メガネ，マスク）を装着する
② 作業台を，2％次亜塩素酸ナトリウム，1％チオ硫酸ナトリウム溶液にて清拭する
③ 吸収性シートを敷く
④ 注射器に抗がん薬を吸い上げる（p.45,「調製・与薬準備の手順」参照）
⑤ 抗がん薬の入っていない点滴バッグに点滴セットをつけ，プライミングする
⑥ 点滴セットをつけた点滴バッグの注入口から，抗がん薬を入れる（p.49,「点滴バッグへの抗がん薬の注入の手順」参照）
⑦ 防護具を外し，手を洗う

【抗がん薬が点滴バッグに混入されている場合】
＜メインの輸液（抗がん薬以外）を用いたバックプライミング＞

① 防護具（ガウン，手袋，保護メガネ，マスク）を装着する
② 吸収性シートの上で，準備された抗がん薬入りのバッグの注入口を上にして，空の点滴

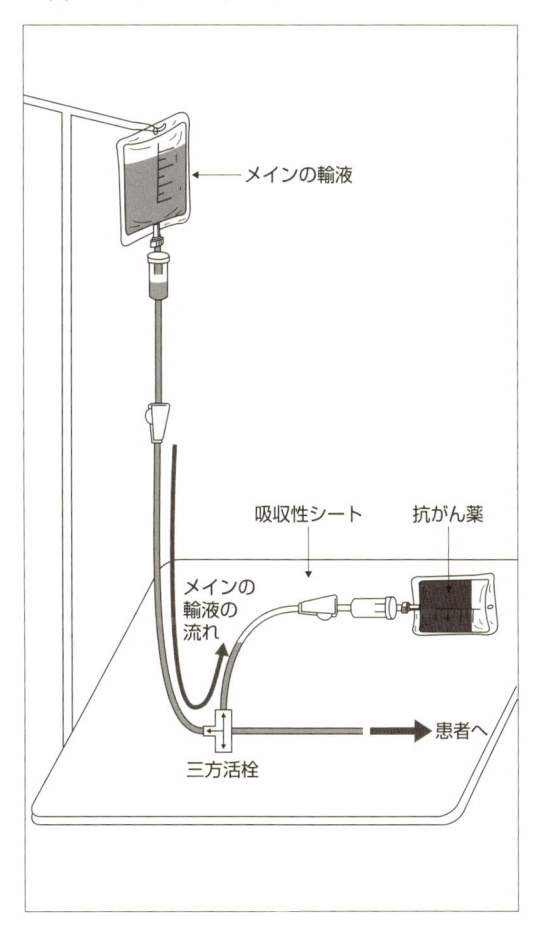

セット（クランプしておく）のビン針を垂直に刺入する（図37）

③　メインの輸液の側管注入口に，抗がん薬の点滴セットを接続する

④　三方活栓がある場合は，メインの輸液から抗がん薬の点滴セットに向けて輸液が流れるように調節する。抗がん薬の点滴セットのクレンメを開き，点滴バッグの位置を低くすることでメインの輸液を空の点滴セットに逆流させ，プライミング（バックプライミング）する（図38）

＜抗がん薬でない別の輸液を用いたプライミング＞

①　防護具（ガウン，手袋，ヘアキャップ，保護メガネ，マスク）を装着する

②　作業台を，2％次亜塩素酸ナトリウムと1％チオ硫酸ナトリウム溶液にて清拭する

③　吸収性シートを敷く

④　生理食塩水などで点滴セットのラインをプライミングしておく

⑤　プライミングした点滴セットを，抗がん薬の入っていない薬剤ボトルから抜いて，準備

図37　ビン針の刺入

図38　バックプライミング

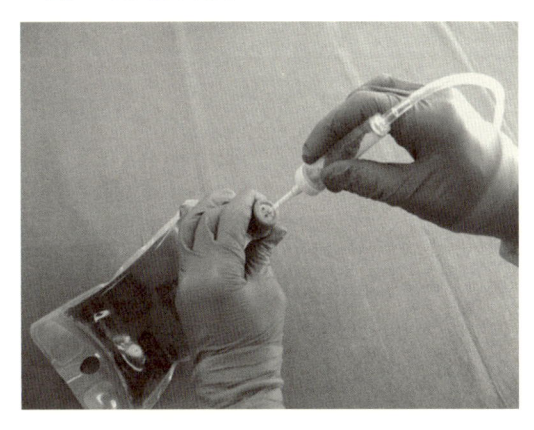

図39　ビン針の刺入部に滅菌ガーゼをあてる

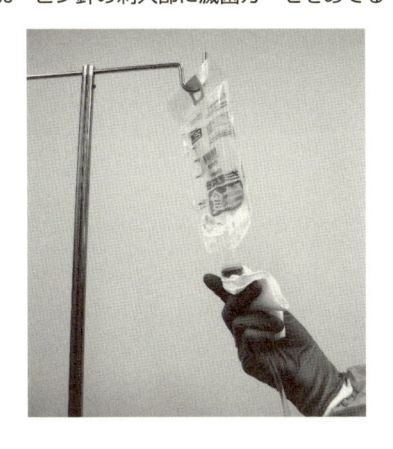

された抗がん薬入りのバッグの注入口を上にして垂直に刺入する（図37）
⑥　防護具を外し，手を洗う

● 準備した点滴セットによる点滴静脈内注射の手順
①　防護具（ガウン，手袋，マスク，必要時は保護メガネ）を装着する
②　患者のもとに物品を運び，あらかじめ確保された静脈ルートの抗がん薬注入口の下など，薬液漏れが懸念される部位に吸収性シートを敷く
③　抗がん薬の混入された点滴バッグは，針刺入部からの漏れがないように，滅菌ガーゼをあてながら点滴スタンドにかける（図39・前頁）
④　抗がん薬を清潔操作にて接続する。トイレに行くなどして患者が動いた後にも，吸収性シートが適当な位置にあるように配慮する
⑤　速度調整し，点滴バッグの針刺入部や接続部から抗がん薬が漏れていないことを確認し，水で濡らしたガーゼで患者との接続部から点滴バッグに向かってラインを拭く
⑥　抗がん薬の点滴が終了したら，抗がん薬の点滴ラインをクランプする。漏れを防ぐため，空になった抗がん薬の点滴セットはメインルートから外さない。続けて抗がん薬の点滴がある場合には，別の接続口から行うことが望ましい
⑦　メインの輸液（抗がん薬以外の輸液）を十分に流して，抗がん薬がルート内に残らないように注意する
⑧　メインの輸液が終了したら，点滴ラインをクランプし，接続を外す
⑨　接続口を消毒綿で拭き，吸収性シートを外す
⑩　取り外した点滴バッグは，点滴セットをつけたまますぐに密閉式プラスチックバッグに入れ，耐貫通性の廃棄容器に捨てる
⑪　防護具を外し，手を洗う

● 終了した抗がん薬の点滴セットをメインルートから外す必要がある場合の手順
　抗がん薬の点滴セットの接続を取り外す時は曝露の機会となり得る。そのため，取り外す点滴ラインと接続部には，できるだけ抗がん薬が残らないように注意する。
①　抗がん薬の点滴が終了したら，抗がん薬の空バッグにメインの輸液をバックプライミングし，点滴する
②　バックプライミングした点滴が終了したら，点滴ラインをクランプし，接続を外す
③　接続口を消毒綿で拭き，吸収性シートを外す
④　取り外した点滴バッグは，点滴セットを付けたまま，すぐに密閉式プラスチックバッグに入れ，耐貫通性の廃棄容器に捨てる
⑤　防護具を外し，手を洗う

第3部　抗がん薬曝露防止の実際

● 点滴静脈内注射の注意点

① 点滴セットは，点滴中に接続が外れたり，抗がん薬が漏れることを防ぐため，閉鎖式で接続部や側管注入口がロック式になった「ロック式コネクターと補助バンド付き」であることが望ましい

② 点滴セットは，薬剤添付書を確認して，その抗がん薬に適したものを選択する。例えばエノシタビンやエトポシドなどの薬剤では点滴ルートの成分が薬剤中に溶出し，ルートが変形したり切断されたりするため，PVC（ポリ塩化ビニール）製のものは避ける

③ 点滴ラインの側管から制吐剤等を使用する場合も，抗がん薬が漏れる危険性があるため，取扱者は防護具を用いる

④ 点滴静脈内注射のため患者に使用された物品等（制吐剤の点滴セットなど）は，すべて有害廃棄物として取り扱う

⑤ 患者のベッドサイドにおいても，抗がん薬のエアロゾルの発生や漏れを防ぐための厳重な注意が必要である。抗がん薬の点滴バッグのビン針を抜去すると，薬剤の漏れを生じる。そのため，近年のASHP，NIOSH，ONSなどのガイドラインでは「ビン針は抜かないようにすべきこと」が強調され，抗がん薬の点滴バッグごとに新しい点滴セットを用いることが推奨されている。やむを得ず抗がん薬入り点滴バッグのビン針の抜去が避けられない場合は，点滴スタンドにバッグを下げたままでは行わず，必ずスタンドから外し，吸収性シートを敷いた台上に移して作業する

⑥ 点滴セットの側管注入口からの取り外しは，微量ながら漏れのある可能性が否定できないため，接続した抗がん薬の点滴セットは側管注入口から外さないことが重要である。やむを得ず，接続を外す必要がある場合は，抗がん薬が接続部に残らないようバックプライミングするなどの十分な配慮が必要である

⑦ 抗がん薬入りの携帯型ディスポーザブル注入ポンプをメインルートから取り外す際は，

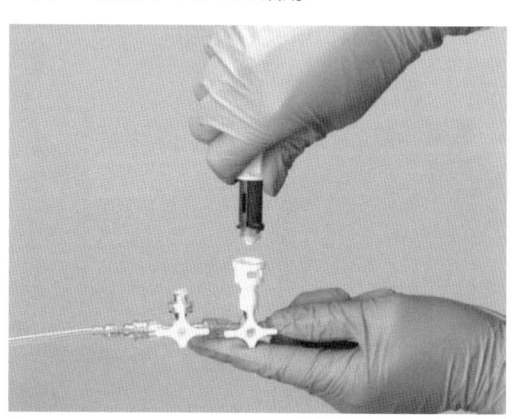

図40　閉鎖式システムの活用

（BDファシール™：日本ベクトン・ディッキンソン株式会社）

バックプライミングの手技が行えない。多くの場合，携帯型ディスポーザブルポンプには高濃度の抗がん薬が用いられているため，取り外し時の曝露防止効果の高い閉鎖式のシステムを持つ医療機器（デバイス）を用いることが望ましい（図40）

b．静脈内注射の手順（原則として医師が施行）

抗がん薬の静脈内注射では高濃度の抗がん薬を使用することになるため，抗がん薬の漏れがないよう細心の注意が必要となる。

静脈内注射では，ルアロック式注射器，閉鎖式システムを持つデバイスを接続した注射器を用いるなどの配慮をすべきである。

① 防護具（ガウン，手袋，マスク，ヘアキャップ，保護メガネまたはフェイスシールド）を装着する
② 安全キャビネット内においてルアロック式の注射器に薬液を吸い上げ，筒先キャップを付ける（図22, p.46）
③ 上記の薬剤準備で使用した防護具を外し，手を洗う
④ 新しい防護具（ガウン，手袋，マスク，ヘアキャップ，保護メガネまたはフェイスシールド）を装着する
⑤ 患者の注射部位の下に吸収性シートを敷く（図41）
⑥ 確保された静脈ルートの注入口に，注射器を確実に接続（または刺入）する（図42）
⑦ 注射器の吸子を引いて血液の逆流を確認し，注入口と注射器の接続部位を滅菌ガーゼで包み，ゆっくりと薬液を注入する
⑧ 注入し終えたらガーゼを取り，注射器と注入口の接続を外し（あるいは針を抜去し），注射器と針はそのまま耐貫通性の廃棄容器に捨てる

図41 吸収性シートを敷く

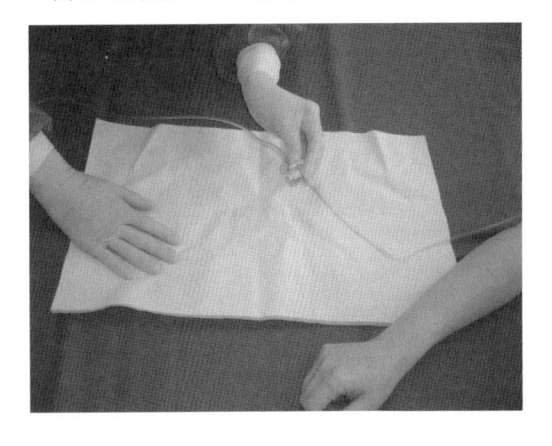

図42 注射器と抗がん薬静脈内注射注入口の接続

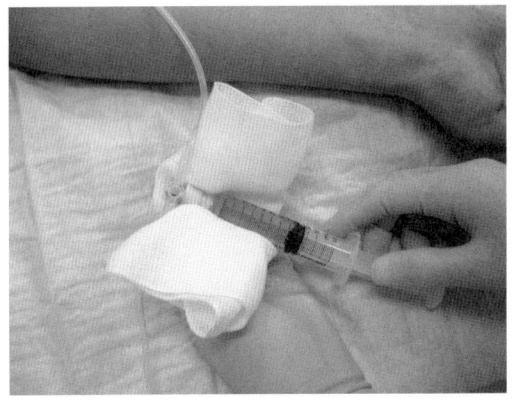

⑨　注入口を消毒綿で拭き取って，患者に敷いていた吸収性シートとともに密閉式のプラスチックバッグに入れ，有害廃棄物として処理する
⑩　防護具を外し，手を洗う

c．筋肉内注射・皮下注射の手順（原則として医師が施行）
①　防護具（ガウン，手袋，マスク，ヘアキャップ，保護メガネまたはフェイスシールド）を装着する
②　吸収性シートの上で，抗がん薬が入った注射器の筒先キャップを外し，針を装着する。この時，針先から空気や薬液を放出しない
③　患者の注射部位の下に，吸収性シートを敷く（図41）
④　注射部位を消毒後，針を刺入する
⑤　注射器の吸子を引いて血液が流入しないことを確認し，薬液をゆっくり注入する
⑥　注入し終えたら針を抜去し，消毒綿で注射部位を押さえる（揉む）
⑦　注射器と針は接続したまま，耐貫通性の廃棄容器に捨てる
⑧　廃棄物は，患者の注射部位の下に敷いていた吸収性シートとともに密閉式プラスチックバッグに入れ，有害廃棄物として処理する
⑨　防護具を外し，手を洗う

d．内服薬・局所薬の与薬の手順
● 経口与薬
①　抗がん薬を砕く準備を要する場合は防護具（ガウン，手袋，マスク，保護メガネまたはフェイスシールド）を装着し，安全キャビネット内にて行う。キャビネットのない場合は二重にしたプラスチックバッグを用いた方法で薬剤を粉砕する（図31，p.49）
②　準備で使用した防護具を外し，手を洗う
③　新しい防護具（ガウン，手袋，マスク，必要時は保護メガネまたはフェイスシールド）を装着する
④　経口薬に触れないように，患者には薬包から直接服薬してもらう。また，PTP（Press Through Package）包装の薬剤の場合には，使い捨てのカップや小さな紙コップなどに出してから，患者に服用してもらう
⑤　服用後の薬剤のパッケージや使い捨ての薬杯などは，密閉式プラスチックバッグに入れて，有害薬剤専用の廃棄容器に捨てる
⑥　防護具を外し，手を洗う

● 経鼻胃管や腸ろうチューブからの与薬

　錠剤やカプセルの抗がん薬を経管栄養チューブで患者に与薬する場合，①錠剤を粉砕またはカプセルを外してから溶解する「溶解法」と，②倉田らが考案した錠剤やカプセルを投与直前に約55℃の温湯に入れ崩壊懸濁化する「簡易懸濁法」の２つの方法[8]があるが，曝露予防や薬剤投与の確実性の面から簡易懸濁法を用いることが望ましい。ただし熱に不安定な種類の抗がん薬など一部の崩壊懸濁化に適さない薬剤[8]については，錠剤を粉砕せざるを得ない場合もあり，その際には溶解法について薬剤師などと相談して進める必要がある。

　なお，錠剤を粉砕し，散剤を注入器に準備する作業では，特に取扱者の曝露が懸念される。そのため，薬剤の粉砕から注入器の準備まで全ての作業を安全キャビネット内で行う必要がある（「錠剤・カプセルの与薬準備の手順」，p.49）。

　わが国では，カテーテルチップから閉鎖システムによって与薬する医療器具は，まだ販売されていない。以下の２つの方法による薬剤の取り扱いには十分な注意が必要である。

【簡易懸濁法を用いた薬剤の取り扱い】
① 防護具（ガウン，手袋，マスク，フェイスシールド）を着用する
② 吸収性シートの上で錠剤やカプセルの抗がん薬を注入器に入れた上で，約55℃の温湯を20ml程度吸い上げる（図43）
③ 注入器に筒先キャップ（附録・参考資料２，p.98）を装着し，撹拌する
④ 薬剤が溶解するまで10分間以上置いておく
⑤ 投与直前に再度撹拌し，溶解したことを確認する

【簡易懸濁法が用いられない場合の散剤の取り扱い】
① 抗がん薬の粉砕を必要とする場合は防護具（ガウン，手袋，マスク，保護メガネまたは

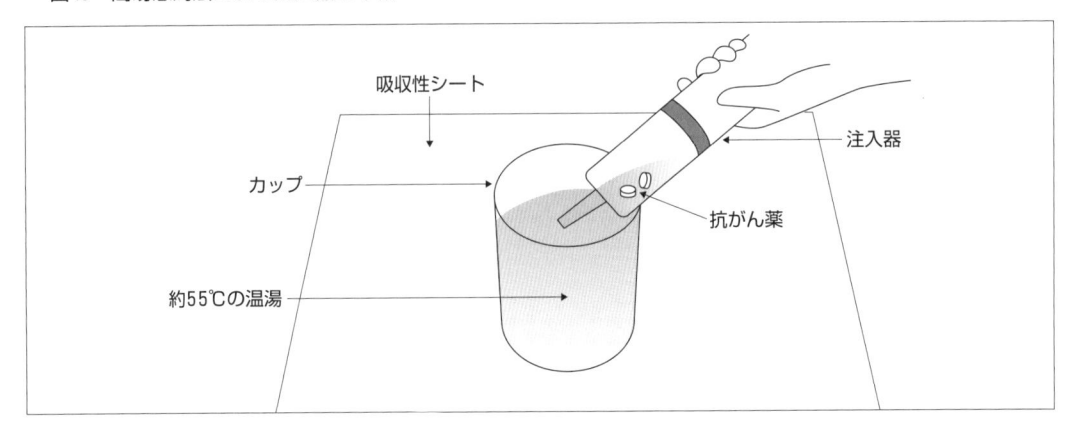

図43　簡易懸濁法による注入器の準備

フェイスシールド）を装着し，安全キャビネット内で行う。安全キャビネットのない場合には，密閉式プラスチックバッグに入れて薬剤を粉砕する（図31, p.49）
② 吸収性シートの上で使い捨てのカップに薬剤と白湯を静かに入れ，撹拌して溶解する。
③ 薬液を注入器に吸い上げ，キャップを装着する

【経鼻胃管や腸ろうチューブからの与薬方法】
① 防護具（ガウン，手袋，マスク，必要時は保護メガネまたはフェイスシールド）を装着する
② 投与するチューブの接続部の下に吸収性シートを敷く
③ 注入口と注入器の接続部位をガーゼで包み，ゆっくり薬液を注入する
④ 抗がん薬の注入が終了したら，白湯を注入器で吸い上げ，ゆっくり注入する
⑤ すべて注入し終えたら，注入器と注入口の接続を外す
⑥ 注入口をガーゼで拭き取る。このガーゼは，患者に敷いていた吸収性シート，注入器，カップなどとともに密閉式プラスチックバッグに入れ，有害廃棄物として処理する
⑦ 防護具を外し，手を洗う

● 坐薬・外用剤の与薬
① 防護具（ガウン，手袋，マスク，必要時は保護メガネまたはフェイスシールド）を装着する
② 抗がん薬使用部位の下（坐薬の場合は臀部の下）に吸収性シートを敷く
③ 外用剤は塗布し，薬剤塗布部位が十分覆われるようドレッシング剤を貼用する
④ 与薬時に用いた物品（ガーゼ，テープ，ティッシュ等）は密閉式プラスチックバッグに入れ，有害薬剤専用の廃棄容器に捨てる
⑤ 防護具を外し，手を洗う

e．体腔内注入法の手順（腹腔内・胸腔内・膀胱内など）
　静脈内注射の手順と同様に，抗がん薬の漏れ防止への細心の注意が必要である。わが国では，カテーテルチップ注入器から閉鎖式システムによって与薬できるような医療器具は販売されていないが，注射器をデバイスに接続し，閉鎖的にカテーテルから与薬することは可能である。
　ただし，その際は静脈投与への誤薬リスクを伴うため，厳重な注意が必要である。
① 防護具（ガウン，手袋，マスク，ヘアキャップ，保護メガネまたはフェイスシールド）を装着する
② 安全キャビネット内でルアロック式注射器に薬液を吸い上げ，筒先キャップを付ける
③ 上記の準備で使用した防護具を外し，手を洗う

④ 新しい防護具（ガウン，手袋，マスク，ヘアキャップ，保護メガネまたはフェイスシールド）を装着する
⑤ 患者の体の下に吸収性シートを敷く
⑥ 注射器と腹膜ポートやカテーテルとの接続部は確実にロックする
⑦ 注射器とチューブの接続部位を滅菌ガーゼで包み，薬液をゆっくり注入する
⑧ 薬液の滞留が終了したら，排液用のバッグ（閉鎖式が望ましい）を接続部に取り付け，バッグを低くして抗がん薬を含んだ滞留液を入れる
⑨ 残った薬液や排液は密閉式プラスチックバッグに入れ，有害廃棄物として所定の容器に入れて廃棄する
⑩ 防護具を外し，手を洗う

(杉山令子)

4．こぼれた薬剤の処理

　抗がん薬の取り扱い中に誤って薬剤をこぼしてしまった場合は，周囲にいる人などに曝露を広げないためにも，至急かつ厳重に処理する必要がある。薬剤がこぼれたときの処理方法は，抗がん薬を取り扱うすべての職員に周知するとともに，医療事故と同様に捉えて，発生したら直ちに対策がとられるよう施設・組織における体制を整えておく必要がある。

　さらに，個々の曝露状況を事後確認できるように，インシデントレポートを作成・保管しておく必要がある（図44）。レポートには，抗がん薬がこぼれた日時・場所，こぼれた薬剤名とその推定量，こぼれた経緯，抗がん薬に曝露した危険性のある人とその人への対処内容，掃除手順と掃除に関係した人などを記入する。

　なお，抗がん薬がこぼれた時の処理方法は「こぼれた場所」および「こぼれた量」によって異なる（ASHP, 1990／OSHA, 1995）。実際に抗がん薬をこぼした場合は，処理作業中の曝露危険性を抗がん薬の調製・準備時と同様に考え，防護具を装着して曝露を予防しながら行う。

A．スピルキットの常備

　抗がん薬を取り扱う場所には，処理専用物品として，以下の物品を入れたスピルキットと，抗がん薬専用の掃除機を，予め準備しておく必要がある。スピルキットは，抗がん薬を保管・準備・与薬するどの場所でも，こぼれた薬剤を処理するために利用可能なように準備する。

　スピルキットには，①ヘアキャップ（1個），②保護メガネまたはフェイスシールド（1個），③N95またはN99タイプのマスク（1個），④警告用標識（1個），⑤プラスチック製の小さい使い捨てスコップ（1個），⑥手袋（2双），⑦使い捨てガウン（非透過性かつ背開きのもの：1着），⑧吸収性シート（小：数枚），⑨吸収性シート（大：500ml程度の液体を吸収できるも

図44 抗がん薬がこぼれたときのインシデントレポート（こぼれ報告）

記　録：　年　月　日（　）
記録者：＿＿＿＿＿＿＿

確認者：＿＿＿＿＿＿＿

1．抗がん薬がこぼれた日時　　　　年　月　日（　）　時間　：
2．抗がん薬がこぼれた場所
3．こぼれた薬剤名とその推定量 　1）薬剤名　　　　　　　　推定量 　2）薬剤名　　　　　　　　推定量 　3）薬剤名　　　　　　　　推定量
4．抗がん薬がこぼれた経緯
5．こぼれた抗がん薬に曝露した危険性のある者 　1）氏名：　　　　年齢：　　歳　所属：　　　　連絡先： 　2）氏名：　　　　年齢：　　歳　所属：　　　　連絡先： 　3）氏名：　　　　年齢：　　歳　所属：　　　　連絡先： 　4）氏名：　　　　年齢：　　歳　所属：　　　　連絡先： 　5）氏名：　　　　年齢：　　歳　所属：　　　　連絡先：
6．こぼれた抗がん薬に曝露した危険性のある者への対処内容
7．こぼれた抗がん薬の清掃手順
8．こぼれた抗がん薬の清掃に関係した者 　1）氏名：　　　　年齢：　　歳　所属：　　　　連絡先： 　2）氏名：　　　　年齢：　　歳　所属：　　　　連絡先： 　3）氏名：　　　　年齢：　　歳　所属：　　　　連絡先：
備考

の：2枚），⑩使い捨て靴カバー（1組），⑪有害廃棄物ラベルを貼った密閉式プラスチックバッグ（大型：2枚）などの物品を入れ（図45），その他に，耐貫通性の廃棄容器（図47, p.66）を準備する．

なお，スピルキットについては，抗がん薬がこぼれた場合の処理に必要な物品がセットされている既製品も市販されている（ケモセーフティ™スピルキット，日科ミクロン株式会社：巻末資料2, p.98）．

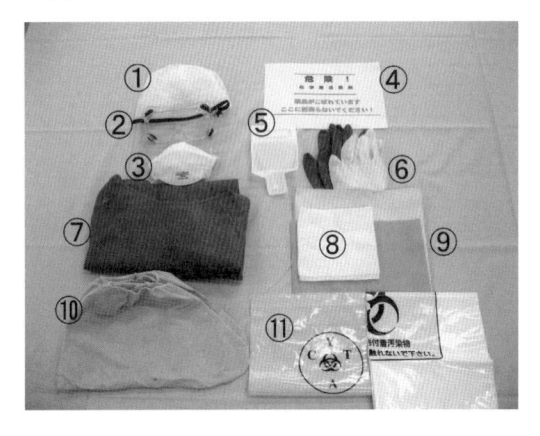

図45 スピルキット

図46 抗がん薬がこぼれた時の処理

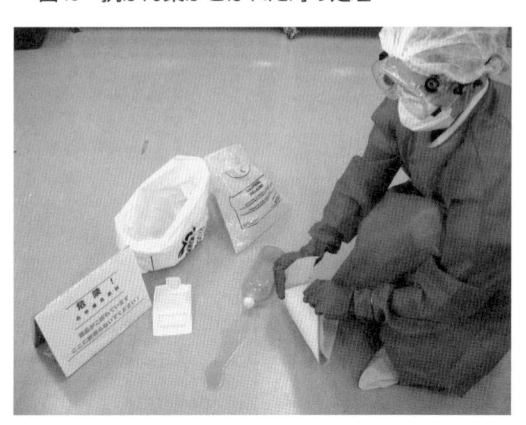

B．処理方法
a．安全キャビネットの外でこぼれた場合の手順

安全キャビネットの外で抗がん薬がこぼれた場合は，スピルキットを活用し，以下の手順で直ちにこぼれた区域を清掃する．

① 抗がん薬がこぼれた区域に警告用標識を表示し，取扱者以外がそこに近づかないように配慮する（図46）

② スピルキット内の手袋を二重に装着して，ガウン，ヘアキャップ，フェイスシールド，マスク，靴カバーも装着する（こぼれた際に調製・準備等で装着していた防護具が抗がん薬に触れてしまった場合には，その防護具は交換する必要がある）

③ こぼれた分量が少ない場合は吸収性シート（小）に，こぼれた分量が多い場合は吸収性シート（大）に薬液を吸収させ，できるだけ周囲に汚染を広げないよう，また抗がん薬に触れないように拭き取る．粉末や顆粒などの抗がん薬の場合は，濡らした吸収性シートに吸着させて拭き取る

④ 使用した吸収性シートなどは，有害廃棄物ラベルを貼った密閉式プラスチックバッグに入れて処分する

⑤ ガラス破片など鋭利な廃棄物は，使い捨てのプラスチック製スコップを用いて収集し，

それを耐貫通性廃棄容器に入れて，さらに有害廃棄物ラベルを貼った密閉式プラスチックバッグに入れる

⑥ 作業台や床など固い所にこぼれた場合は，こぼれた区域を水と家庭用床洗剤で3回洗浄する。洗浄は最も汚染が小さいところから始めて，最も汚染された区域に向かって行う。最後は吸収性シートで丁寧に拭き取る

⑦ カーペットなどにこぼれた場合には，パウダー状のカーペット用洗剤をこぼれた箇所に撒き，薬液を吸収させる。そして，小型掃除機を用いてパウダーごと取り除く。その後，施設の手順に従ってカーペットを掃除する。なお，他への薬剤曝露を防ぐため，使用する掃除機は抗がん薬処理専用とする

⑧ 掃除機に吸引されたゴミやゴミパックは有害廃棄物ラベルを貼った密閉式プラスチックバッグに入れ，掃除機の表面は次亜塩素酸ナトリウムおよびチオ硫酸ナトリウム等で清拭した後に保管場所に収納する

⑨ すべての作業が終了したら，防護具を外し，それらを有害廃棄物ラベルを貼った密閉式プラスチックバッグに入れ，最後に封をして処分する

b．安全キャビネット内でこぼれた場合の手順

安全キャビネット内で抗がん薬がこぼれた場合は，以下の手順により直ちにキャビネット内のこぼれた区域を清掃する。

① こぼれた分量が少ない場合は吸収性シート（小）に，こぼれた分量が多い場合は吸収性シート（大）に薬液を吸収させ，できるだけ周囲に汚染を広げないよう，また抗がん薬に触れないように注意して拭き取る。粉末や顆粒などの抗がん薬の場合には，水で濡らした吸収性シートに吸着させて拭き取る。使用した吸収性シートなどは，有害廃棄物ラベルを貼った密閉式プラスチックバッグに入れ，封をして処分する

② ガラス破片などの鋭利な廃棄物の場合は，使い捨てのプラスチック製スコップを用いて収集し，安全キャビネット内の耐貫通性廃棄容器に入れる

③ 流出水槽の配水管を含む安全キャビネットのフード内全体を徹底的に拭き取る。150ml以上の希釈液か非希釈液または1バイアル以上の薬液がこぼれた場合は，抗がん薬が残存している可能性があるため，フード内清掃の後に安全キャビネット全体を清掃する必要がある。また，HEPAフィルターが汚染された場合，清掃を行った後にHEPAフィルターを交換する必要がある。その際，安全キャビネットの前面開口部はビニールなどで封をして「汚染につき使用禁止」などと書いたラベルを貼り，専門の技術者がHEPAフィルターを交換するまで使用しない

（長岡真希子）

5．抗がん薬付着物の廃棄

　抗がん薬が付着した医療用の物品はさまざまあるが（表3），これらを介して周囲に汚染が広がることのないように，最終処分を行うまで厳重に取り扱う必要がある。

　抗がん薬付着物の廃棄に伴う取り扱いの方法は，医療職のみならず，医療廃棄物を取り扱う清掃作業員や廃棄業者にも周知し，安全な取り扱いを徹底する。抗がん薬曝露防止対策は医療関係者だけのものでない。清掃業者や廃棄業者が不用意に抗がん薬の付着した物品に接触した場合には当然それらの人々もさまざまな健康影響を受けることになる。

　さらに，不適切な抗がん薬付着物の廃棄は，水流や土壌を介して環境を汚染し，再び人間やその他の生物に吸収されて被害を与える危険性がある。それぞれの抗がん薬の有する変異原性などによっては，生態系に甚大な影響を及ぼすことも考えられる。

A．抗がん薬付着物の廃棄の手順

抗がん薬付着物の廃棄は，以下の手順により行う。

① 抗がん薬の付着した廃棄物は，二重にした密封式プラスチックバッグに入れる
② 尖鋭な物や壊れやすい物は耐貫通性の廃棄容器（図47）に入れて，さらに厚手の密封式プラスチックバッグに入れる。プラスチックバッグは，0.1～0.05mmの厚さのあるポリプロピレン製のものがよい

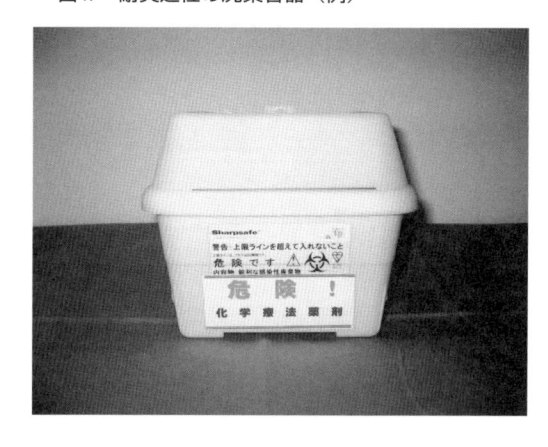

図47　耐貫通性の廃棄容器（例）

③ 廃棄容器は蓋付きとし，調製・準備や与薬作業を行うすべての場所に設置する
④ 廃棄容器には，感染性廃棄物とは異なる抗がん薬専用の警告ラベルを貼付する
⑤ 廃棄物から薬液が漏れないように，使用後つぶしたり切断せずに捨てる
⑥ 廃棄物は病院の他の廃棄物とは区別し，処理業者によって，あるいは病院で定められた

表3　抗がん薬付着物の種類と物品の例

抗がん薬付着物の種類	物品の例
抗がん薬の残薬	アンプルや注射器に残った注射液（そのまま所定の廃棄容器に捨てる） バイアルから吸い上げて残った注射液（バイアルに戻し，所定の廃棄容器に捨てる）
抗がん薬の与薬に使用した物品	薬液空バイアル，アンプル，注射器，点滴バッグ，針，ガーゼ，点滴セット，アルコール綿，接続用器具，吸収性シート，など
抗がん薬の薬液の準備に使用した身体防護具	手袋，保護メガネ，ガウン，フェイスシールドなど
抗がん薬治療を受けた患者の体液で汚染された物品	48時間以内に抗がん薬治療を受けた患者の体液で汚染されたパッド・ナプキン・紙おむつ・尿器・便器・膀胱留置カテーテル・ドレナージバッグなど
抗がん薬治療を受けた患者の体液	蓄尿バッグの尿・胸水・腹水・滞留液など

マニュアルに従って廃棄されるまでは，抗がん薬など有害薬剤専用の耐貫通性廃棄容器に保管する（第2部・図8，p.25）

B．抗がん薬付着物の廃棄における注意事項

　抗がん薬など細胞毒性のある廃棄物の処理は，わが国の法律では「廃棄物の処理及び清掃に関する法律」において「特別管理産業廃棄物処理」として位置づけられている。しかし，この法律には，抗がん薬付着物など薬剤により汚染された物の処理法は明確に定められていない。これらの処理法について，文献では約1,000℃以上の高温で焼却することで，不活性化させることが勧められている[9)-11)]。

　また，2005（平成17）年，環境省大臣官房「廃棄物・リサイクル対策部」は『DNA廃棄物及び廃抗悪性腫瘍剤調査報告書』として，感染性廃棄物には区分されていない廃棄薬物の取り扱いや処理のあり方についての報告書をまとめている。それによると，廃抗悪性腫瘍剤などについて，①医療施設内における無毒化処理は廃抗悪性腫瘍剤の種類により処理が異なることが考えられること，②無毒化を確認する方法に問題があるため医療現場による前処理は適さないこと，③廃抗悪性腫瘍剤などの処理はいずれも焼却による分解が可能であるため，焼却または融解が処分方法として最も適切であると述べられている[12)]。

　以上のことから，抗がん薬の治療時に使用した物品や治療を受けている患者の排泄物が付着した物品は，通常の感染性廃棄物とは分別し，その危険性がどのようなものか簡潔に明示した上で，廃棄業者へ引き渡し，焼却処分とすることが望ましい。現在のところ最終的には感染性医療廃棄物と同様に処理されているが，廃棄に関わるさまざまな人々への曝露危険性を最小限にするためにも，分別と危険性の明示は必須である。

なお，在宅で治療のために使用した抗がん薬が付着した物品の廃棄にあたっては，患者や家族に対して，廃棄物品の分別および危険性の表示の必要性について指導することはもとより，本来これらの廃棄物品の処理については処方した病院が責任を持って回収し，廃棄業者に引き渡すことが望ましい。

6．曝露時の緊急対応

A．抗がん薬への接触・エアロゾルの吸入・注射針誤刺時の対応

誤って抗がん薬が皮膚や眼などに付着した場合，エアロゾルを吸入したり抗がん薬の調製・準備や与薬に使用した注射針を誤って刺してしまった場合は，抗がん薬による皮膚・粘膜への影響を最小限にするため，速やかに適切な処置を行う必要がある。

B．緊急対応プロトコールの設置とその内容

抗がん薬に接触した部位および経路別に，①緊急対応の手順，②緊急連絡先などを明記したプロトコールを作成して院内に掲示し，取り扱う人々に周知する（図48）。

a．抗がん薬が皮膚や眼に接触した場合の緊急対応
① 直ちに水道水で抗がん薬が付着した部位を十分に洗い流し，医師の診察を受ける
② 抗がん薬を取り扱う区域には，洗面所，洗面器，洗眼器（図49）を準備するとともに，曝露時にはすぐ洗浄できるようにしておく

b．エアロゾルを吸入した場合の緊急対応
① 口腔からエアロゾルを吸入した場合は，直ちに水道水で十分にうがいをする
② 刺激症状があれば医師の診察を受ける。鼻腔から吸入したときは鼻洗浄の処置を受ける

図48 プロトコールの設置例

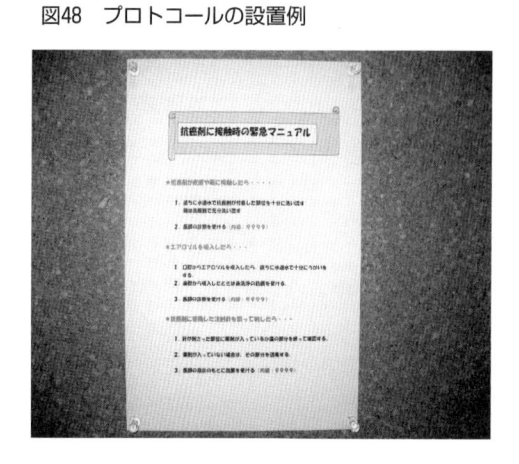

図49 緊急用の洗眼器

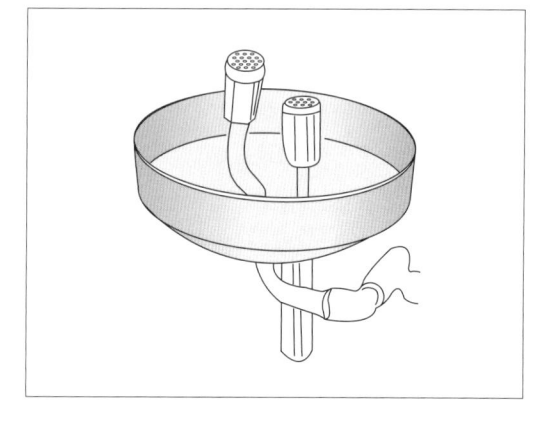

③ 抗がん薬の混合・調製時にはエアロゾルを吸入している可能性は否定できない。実施後のうがいは励行する

c．抗がん薬投与に使用した注射針を誤刺した場合の緊急対応

① 患者の点滴が漏れた時と同様に，針が刺さった部位に薬剤が入っているか，傷の部分をすぐに絞って確認する
② 薬剤が入っていない場合はその部分を消毒するだけでよい。薬剤が入っている可能性がある場合は，医師の指示のもとに処置を受ける
③ 処置の一般的方法として，ステロイド剤の入った1 mlの注射器に24Gの注射針を付け，針が刺さった傷口の周囲から中心部に向かい10数カ所に皮内・皮下注射し，注射後に外用ステロイド軟膏を塗り，生理食塩水など[註]で冷湿布する

註）湿布には従来0.1％アクリノール液（リバノール）が用いられていたが，近年ではアクリノールに抗炎症作用のないことが報告され[13]，さらにアクリノールによる過敏症状や，副作用として疼痛，発赤，潰瘍などを起こすこともあることから，湿布に使用することは勧められない

（佐々木真紀子）

4 抗がん薬治療中の患者へのケアにおける注意事項

1．治療中の患者の排泄物の取り扱い

　主要な抗がん薬は，48時間以内に尿中や糞便中に排泄される。したがって抗がん薬の治療をしている患者の排泄物を取り扱うときは，治療終了後48時間までを「曝露防止策を実行すべき時間」とする。ただし，抗がん薬の種類によっては，排泄までの持続時間が長いものがある（第2部・表3，表4，p.15～16）。
　抗がん薬を服薬している患者の排泄物を取り扱う場合には，必ず防護具を装着する。なお，尿などは飛び散る場合も予測されるので，フェイスシールドを装着する必要がある。

A．トイレで排泄する場合の注意事項

　患者の周囲への曝露を最小限にするためにも，可能な限り治療中の患者には直接トイレまで出向いてもらい，排泄してもらうことが望ましい。トイレは，抗がん薬を服用している患者の専用のものを設け，排泄物を流すときは周囲に飛び散らないよう蓋をして2回流してもらう。蓋がない場合は，吸収性シート等を被せて流す。排尿が自立している男性患者の場合，立位で排泄すると尿が飛び跳ねる危険があるので，座位での排泄としてもらう必要もある。
　尿量の計測が必要な場合は，排尿のたびに使い捨てのカップ（図50）を使用して計測する。

図50　尿量計測の目盛付き紙カップ　　図51　差し込み式便器用カバー・ポータブルトイレ用カバー

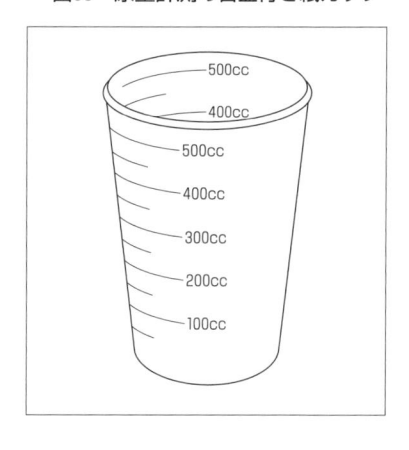

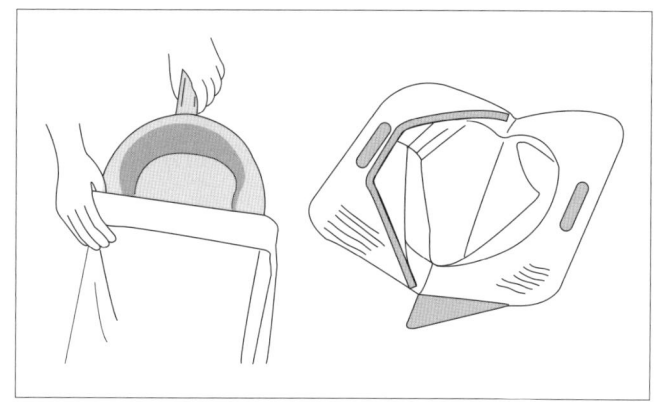

　なお，計測後，尿はすぐに廃棄する。蓄尿が必要な場合にも，尿を入れるカップは使い捨てとする。
　便器などを清掃する場合は防護具を装着し，2％次亜塩素酸ナトリウムを用いて行う。清掃担当職員が行う場合は，曝露防止の必要性と具体的な方法について十分説明する必要がある。

B．床上排泄やポータブルトイレを使用する場合の注意事項

　抗がん薬治療中の患者にはトイレで排泄してもらうことが望ましいが，ポータブルトイレを使用する必要のある場合には，周囲への曝露を最小限にするためにカバーを利用する。
　カバーには差し込み式便器用カバー，ポータブルトイレ用カバーがある（図51）。尿が飛び散らないように，高分子吸収剤で尿を固めることが望ましい。

C．オムツに排泄する場合の注意事項

　尿中や糞便中に含まれる抗がん薬により，患者の皮膚に傷害を与える危険性がある。排尿・排便後は患者の陰部を石けんで清潔に洗浄する。また，オムツは使い捨てにする。
　使用後のオムツは，抗がん薬廃棄専用のシールを貼った密閉式プラスチックバッグに入れ，廃棄容器に捨てる。

D．膀胱留置カテーテルを挿入している場合の注意事項

　集尿バッグ内に尿が貯留したら，使い捨ての容器に移して廃棄する。

E．ストーマパウチの取り扱い

　ストーマパウチは，再利用をせず，1回限りの使い捨てとする。パウチが閉鎖しているワンピース型ストーマパウチ（図52）の使用が望ましい。

図52　ワンピース型ストーマパウチ　　図53　嘔吐用バッグ

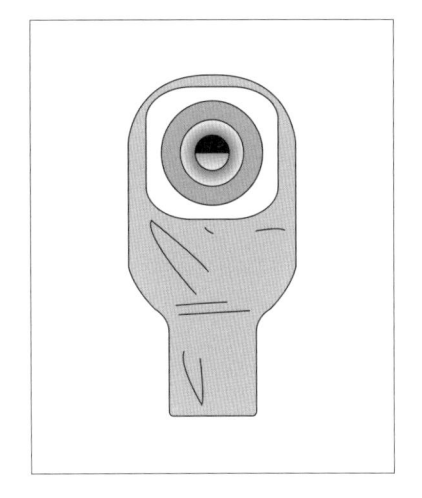

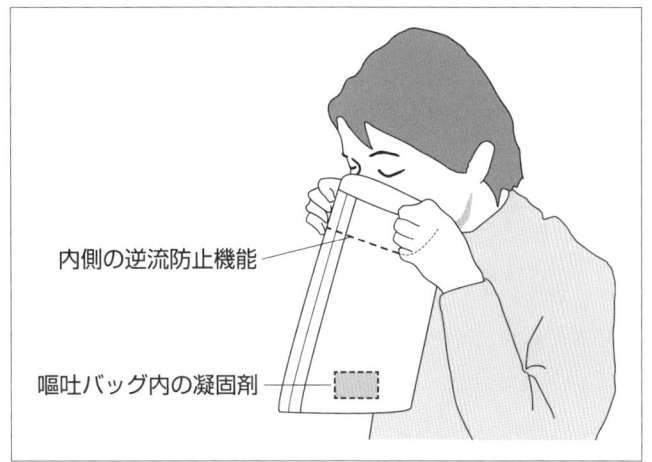

内側の逆流防止機能

嘔吐バッグ内の凝固剤

　排泄物の入ったパウチは，抗がん薬廃棄専用のシールを貼った密閉式プラスチックバッグに入れ，廃棄容器に捨てる。

F．体液の取り扱い

　腹水・胸水などの体液を取り扱う場合は，密閉できるドレナージバッグに廃液する。なお，曝露の危険性を最小限にするため，体液は廃液バッグに入れたまま廃棄する。

G．吐物の取り扱い

　防水性のバッグ内に嘔吐してもらい，直ちに密閉後，廃棄する。嘔吐時の吐物の跳ね返りや逆流を防ぐため，嘔吐用のバッグは，凝固剤入りのものや逆流を防止する機能の付いたものが望ましい（図53）。

2．治療中の患者のリネン類の取り扱い

　排泄物の取り扱いと同じく，患者の排泄物や汗などで汚染されたリネン類の取り扱いでは，治療終了後48時間までを「曝露防止策を実行すべき時間」とする。

A．患者の体液で汚染されたリネン類の取り扱い手順

① ガウン・手袋を装着する。排泄物が飛び散る危険がある場合は，保護メガネやフェイスシールドも装着する
② 抗がん薬の付着した汚染物が入っていることがわかるよう専用ラベルを貼った水溶性・

不透過性のランドリーバッグに入れる
③ 防護具を装着して，汚染されたリネン類を2度洗いする。なお，洗濯担当従業員がいる場合は，その従業員に対しても曝露防止の具体的方法について十分説明する
④ 抗がん薬治療を行っている患者に適したリネン類は，防水性のあるマットレスカバーや，プラスチックでコーティングされた枕，非吸収性クッションなどである。失禁・嘔吐している患者には，使い捨てのリネンを使用する

B．在宅におけるリネン類の取り扱いの手順

患者の排泄物や体液などで汚染された洗濯物は直接洗濯機に入れ，通常の洗剤を用いて2度洗濯する。可能なら次亜塩素酸ナトリウム（漂白剤）の使用が望ましい。
なお，家庭での洗濯物とは分けて洗う。

(菊地由紀子)

3．在宅治療中の患者と家族の曝露防護

外来通院または在宅で抗がん薬による治療を実施する場合は，入院患者の場合と同様の注意事項に加えて，家族など介護者における曝露を防ぐための配慮が必要である。

著者らは，2008年に，全国899病院の外来がん患者と接する看護師を対象として，外来がん化学療法における曝露防止策の実際に関する調査を実施し，看護師514名から回答を得た[14]。その結果，回答した看護師のうち約半数は，家族や介護者への曝露防止の指導を実施していなかった。また，この調査では指導すべき事項についても十分理解されていないことが明らかとなったため，2009年には「抗がん剤曝露を防止するための患者・家族への指導指針（案）」の作成を試みた（図54）。この指導指針（案）の記載内容について，外来化学療法部に勤務する看護師422名を対象に理解の程度を調査したところ，回答を得られた看護師279名の結果からは指導指針（案）の内容は概ね理解されるものであった[15]。

なお，著者らの作成したこの指導指針（案）は，看護師向けに作成しているため，そのままパンフレットなどとして患者や家族などの介護者に渡すことがないように注意されたい。

図54 抗がん剤曝露を防止するための患者・家族への指導指針（案）

●秋田大学医学部保健学科「抗癌剤取り扱い研究」グループ編／2009年2月

お願い
　この指導指針（案）は，看護師が患者や家族に"抗がん剤曝露を防止するための指導"をする際の参考になるようにと考えて作成してみたものです。

ご利用の際は，以下のことにご注意くださるようにお願いします。
① 医療従事者でなければ理解しにくい専門用語などがありますので，指導する看護師が理解し，指導を受ける方々の理解力や心身の状態に適した表現で説明してください。
② 本指針（案）は，看護師向けに作成しておりますので，そのままパンフレットとして患者や家族に渡すことのないようにしてください。

抗がん剤は細胞の増殖を抑制し，治療薬として高い効果を上げる反面，正常な細胞に対する毒性も有していることが知られています。そのようなことから，職業的に抗がん剤を取り扱う医療従事者や，治療時に同居する患者の家族にも，有害な健康影響を及ぼすことが懸念されています。

抗がん剤は，種類にもよりますが，体内に入ってから完全に排泄されるまで48時間かかるといわれており，治療終了後48時間までは十分に気をつけなければなりません。

したがって，外来がん化学療法を受ける在宅患者とその家族には，曝露防止に関する知識と防止方法を指導する必要があります。

抗がん剤の種類には，注射薬，経口薬，座薬，軟膏などがあり，どのような形態の薬剤でも，注意深く扱わなければなりません。ここでは，患者や家族の方々に抗がん剤の曝露とその防止方法について指導する際に必要と思われる事項を紹介します。

1．抗がん剤の特徴と人への有害な健康影響
※指導する看護師は，表現を工夫し，必要以上に患者や家族に恐怖感を抱かせないようにしましょう。

●変異原性
単一の遺伝子に受け継がれる変化を突然変異といい，DNA修復機構によって身体への影響が自然に除かれる場合もあるが，修復機構が円滑に機能しない場合は，身体に深刻な影響を及ぼすこととなる。
体細胞に変異が起こった場合は"がん"が発生することが知られている。さらに，生殖細胞に変異が起こると，次世代の子孫にも変異の影響を伝えることになる。

●催奇形性と流産
細胞分裂の盛んな胎児が，抗がん剤のもつ細胞毒性により影響を受けると，身体的奇形が引き起こされることがある。また，妊娠3カ月以内の母胎が曝露されると，流産を起こしやすいことが知られている。

●精子毒性
抗がん剤が体内に取り込まれ，吸着が生じると，精母細胞形成への影響が起こることがある。

●発がん性
抗がん剤には発がん性を持つ薬剤のあることが明らかとなっており，WHO（世界保健機関）の下部機関である国際がん研究機構（IARC）は，抗がん剤の発がんリスクを4段階に分類している。

●急性中毒症状
抗がん剤の眼への飛び散りによる角膜炎，皮膚への付着による皮膚炎や神経症状，抗がん剤のエアロゾル吸入による気管支炎，喘息などがある。

2．抗がん剤による患者以外の人々への影響を防止する方法
1）病院の外来で抗がん剤治療を終了して帰宅した場合
※外来での治療を開始してから終了後48時間までは，抗がん剤の成分が尿や便，吐物，血液に含まれていることを考慮して説明しましょう。防護具は使い捨てのものを使いましょう

＜排尿・排便の方法と処理のしかた＞
・排尿・排便は，できるだけトイレで行う
　　男性の患者の場合は，排尿時の飛び散りを避けるために，可能な限り洋式トイレで座って排泄することや，しゃがんで排泄することが望ましい。
・排泄後は2回流す
・患者は，排泄後に石けんと流水で十分に手を洗う

- おむつに排泄している場合，介助者は，手袋，ガウン，マスクを装着する
    汚れたおむつは，ビニール袋に二重に入れて口元をしっかり閉じ，ゴミ袋に入れてゴミに出す
- 使用後の手袋・マスク等の防護具，お尻を拭いたペーパー類も，ビニール袋に二重に入れて，口元をしっかり閉じ，さらにゴミ袋に入れてゴミに出す
- 介助者は，処理を終えたら石けんと流水で十分に手を洗う

＜吐物の処理方法＞
- 介助者が片づける場合は，手袋，ガウン，マスクを装着する
- 吐物や拭き取りに使ったペーパー類は，ビニール袋に二重に入れて口元をしっかり閉じ，ゴミ袋に入れてゴミに出す
- 使用後の手袋やマスク等の防護具は，ビニール袋に二重に入れて口元をしっかり閉じ，さらにゴミ袋に入れてゴミに出す
- 介助者は，処理を終えたら石けんと流水で十分に手を洗う

＜排泄物や吐物で汚れた衣服・寝具の洗濯＞
- 手袋，ガウン，マスクを装着して取り扱う
- 洗濯物は家族の物と別にし，洗濯用洗剤を使って洗濯機で2回洗う
    直ちに洗濯ができない時は，汚れた物をビニール袋に二重に入れて，口元をしっかり閉じておく

2）病院の外来で抗がん剤の持続的注入（FOLFOX療法，FOLFIRI療法等）を開始して帰宅した場合
　持続的注入を開始してから終了後48時間まで，曝露防止することが必要である。排泄物や吐物の処理，抗がん剤で汚染された衣類の洗濯については，上記1）と同様にする。
　さらに，持続的に抗がん剤が注入されているため，チューブの接続部や針の刺入部からの液漏れに注意する必要がある。注入終了後に帰宅して家庭で抜針する時にも，液漏れに十分注意する（図参照）。
※持続的注入中の注意や刺入針の抜去のしかたは，外来で指導されることを前提とし，ここでは患者以外の人々への曝露を避けるための注意に限定しています。

図　在宅での持続静脈注射化学療法の様子

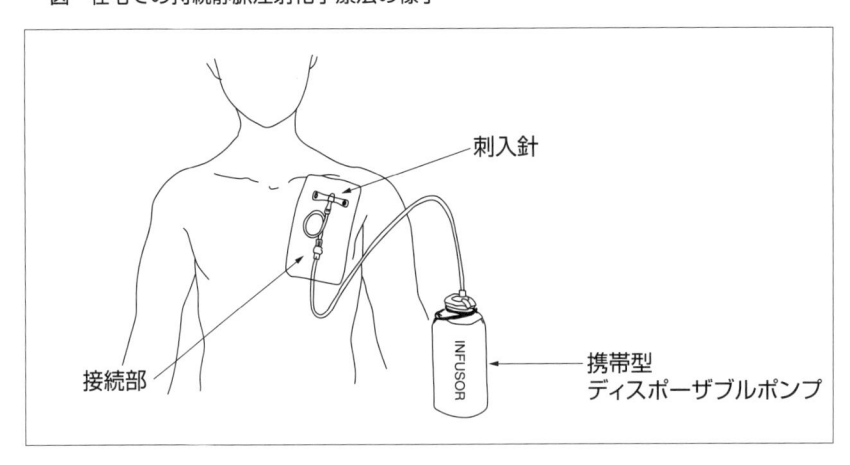

＜刺入針の抜去と使用後の器具の後始末のしかた＞
- 介助者が行う時は，裏側がビニールかプラスチックでできている吸収性のシートを敷き，手袋，ガウン，マスクなどの防護具を装着して行う
- 使用後の手袋，ガウン，マスクなどの防護具は，ビニール袋に二重に入れて口元をしっかり閉じ，さらにゴミ袋に入れてゴミに出す
- 使用後の携帯型ディスポーザブルポンプ，刺入針は医療廃棄物となるので，病院から渡された専用のビニール袋に入れて口元をしっかり閉じ，病院に持参する

<チューブの接続部や針の刺入部から抗がん剤が漏れた時の処理>
- 介助者が行う時は，裏側がビニールかプラスチックでできている吸収性のシートを敷き，手袋，ガウン，マスクなどの防護具を装着して行う
- 接続部のゆるみや刺入針の抜針が確認されたら，外来で指導された方法で対処する
- 床や洗濯できない寝具類などに漏れた薬液は，ペーパーか使い捨ての雑巾で拭き取り，さらに2％に調整した次亜塩素酸ナトリウム（ハイター等）をしみ込ませた使い捨ての雑巾で拭く
- 洗濯可能な寝具や衣類の処理は，前記1）の洗濯の方法に従う
- 拭き取りに使ったペーパー類，使用後の手袋，ガウン，マスクなどの防護具は，ビニール袋に二重に入れて口元をしっかり閉じ，さらにゴミ袋に入れてゴミに出す

3）抗がん剤の含まれた経口薬，坐薬，軟膏が投与される場合の注意
<薬剤の保管>
- ビニール袋に入れて口元を閉じ，子どもなどの手の届かない場所に保管する
- 坐薬を冷蔵庫で保管する場合は，食品と区別したコーナーに入れる

<経口薬の服用>
- 患者自身で服用することが望ましい
- 薬剤は直接パッケージから口に入れ，手で触らないようにする
- 素手で薬剤に触った場合は，他の物には触れないようにし，流水と石けんで十分に手を洗う
- 患者以外の人が服薬を介助する時は，手袋を装着して行う

<坐薬の挿入>
- 手袋を装着して，直接素手で薬剤をつかまないようにする

<軟膏の塗擦>
- 手袋を装着して行う
- 軟膏が付着した衣類の処理は，前記1）の洗濯の方法に従う

4）抗がん剤が目に入った場合や皮膚に付着した場合の処置のしかた
　※持続注入中のトラブルで抗がん剤に触れた場合や，目に入った場合の処置法です。
<目に入った時>
- 水道水で十分に洗い流す
- 直ちに医師の診察を受ける

<皮膚に付着した時>
- 直ちに水道水で十分に洗い流す
- 皮膚炎の症状が出たり，神経症状が感じられたら，医師の診察を受けるようにする

在宅における患者・家族の曝露防護は，以下の注意事項を踏まえて進める。

<患者・家族への注意事項>
① 抗がん薬の経口薬，坐薬，軟膏等に素手で触れない
② 抗がん薬であることがわかるように専用のラベルを付けておく
③ 抗がん薬が与薬されてから48時間（薬剤の種類によって違いがある）は「曝露防止策を実行すべき時間」である。この間には，患者の便・尿・吐物などの取り扱い，汚染された寝具や衣服の取り扱い方法に留意する

④ 抗がん薬の付着したゴミ，残った抗がん薬，医療廃棄物などは，家庭用のゴミと区別して取り扱う。これらは，密閉できる容器に入れ，処方した医療機関まで持参してもらう

近年では，結腸がん・直腸がんへの持続静脈注射化学療法（FOLFOX療法など）が普及してきている。これは患者の皮下組織に埋め込まれたポートから，携帯型ディスポーザブルポンプにより2〜3日間にわたって持続的に抗がん薬を与薬する化学療法であり，その治療期間中に患者は在宅で過ごし，薬剤の注入が終了したら，自分でポンプを取り外すが，この時に取り外したポンプ等は在宅における曝露危険性のある医療廃棄物となる。

(長谷部真木子)

引用文献

1) Oncology Nursing Society：Safe handling of hazardous drugs, 2nd ed., Pittsburgh：ONS, pp. 23-25, 2011.
2) U.S.Phatmacopeia. Chapter797：Pharmaceutical compounding sterile preparations, IN The United States Pharmacopeia, 31st rev., and The National Formulary, 26th ed. Rockville, MD：Auther, 2008.
3) Nygren, O., et al.：Determination of platinum in workroom air in blood and urine form nursing staff attending patients receiving cisplatin chemotherapy, International Archives of Occupational and Environmental Health, 70, pp. 209-214, 1997.
4) Valanis, B.G., et al.：Acute symptoms associated with antineoplastic drug handling among nurses, Cancer Nursing, 16, pp. 288-295, 1993.
5) Valanis, B. G., et al.：Association of antineoplastic drug handling with acute adverse effects in pharmacy personnel. American Journal of Hospital Pharmacy, 50, 455-462, 1993.
6) Polovich, M., et al. & Olsen, M.eds.：Chemotherapy and biotherapy guidelines and recommendations for practic. 3rd. ed. Pittsburgh：ONS, 2009.
7) Oncology Nursing Society：Safe handling of hazardous drugs, 2nd ed., Pittsburgh：ONS, p. 39, 2011.
8) 藤島一郎監修・倉田なおみ著：内服薬 経管投与ハンドブック—簡易懸濁法可能医薬品一覧，第2版，じほう，2012.
9) 松島肇：新課題医療廃棄物の処理システムの構築に関する研究,「平成12年度厚生科学研究（廃棄物処理分野）」に係る終了研究の事後評価結果について，環境省「廃棄物処理技術情報」，2000.
(http://www.env.go.jp/recycle/waste_tech/kagaku/h12/kosei.html)
10) 松島肇・宮澤雄一・伊藤機一：感染性廃棄物処理概論，新改訂医療廃棄物の適正処理マニュアル—感染性廃棄物を中心に，臨床病理レビュー特集号，pp. 116-123, 2005.
11) 柳川忠二：抗悪性腫瘍剤（抗癌剤）の問題と処理，新改訂医療廃棄物の適正処理マニュアル—感染性廃棄物を中心に，臨床病理レビュー特集号，pp. 160-168, 2005.
12) 環境省大臣官房廃棄物・リサイクル対策部：平成17年度事業「DNA廃棄物及び廃抗悪性腫瘍剤調査報告書（概要）」，平成17年12月，2005.
(http://www.env.go.jp/recycle/report/h17-05.pdf)
13) 石田陽子・三浦奈都子・武田利明：薬剤漏出による皮膚組織傷害に対するアクリノール湿布の効果に関する実験的研究，日本看護技術学会誌，3(1), pp. 58-65, 2004.

14) 石井範子, 杉山令子, 佐々木真紀子, 長谷部真木子, 工藤由紀子, 小稗文子, 長岡真希子: 外来癌化学療法における抗癌剤の曝露防止策の実際, 日本看護科学学会, 第28回学術集会講演集, p.190, 日本看護科学学会, 2008.
15) 工藤由紀子, 石井範子, 杉山令子, 長岡真希子, 長谷部真木子, 菊地由紀子, 佐々木真紀子:「抗がん剤曝露を防止するための患者・家族への指導指針(案)」に対する看護師の理解, 一般社団法人日本看護研究学会・第39回学術集会発表予定, 2013.

第4部

看護職の抗がん薬曝露防止のために

　看護師・薬剤師などの医療従事者や廃棄物処理担当者，患者・家族等などにおける抗がん薬曝露防止には，本来は国家的な施策や医療施設による組織的な取り組みが不可欠である。しかし，日本では国家的な施策がまだないことから，抗がん薬を取り扱う医療施設ごとの自主的な独自の取り組みが必須の状況である。

　このような日本における医療現場の実態を踏まえて，第4部では，「看護職に対する職業性抗がん薬曝露に関する教育」と「各医療施設における抗がん薬管理体制のあり方」とその現状および防止策を進める際の基本的な考え方について紹介したい。

1　看護職の教育体制の充実

　抗がん薬曝露防止においては，まず抗がん薬の調製・与薬，患者の排泄等のケアを実施する看護師が，抗がん薬の危険性を認知し，曝露防止の方法を習熟することが最重要課題となる。

　看護基礎教育の段階から抗がん薬取り扱いについての知識を習得すること，さらに就職後は知識教育に加え，安全な取り扱い方法を実地訓練するための定期的な教育プログラムを企画し提供する必要があると考えられる。

1．院内教育の実施

　病院の全看護職員が毎年1回以上受講できる「抗がん薬曝露防止に関する院内研修会」等を企画・開催する必要がある。院内研修会では，知識面の講義に加え抗がん薬を安全に取り扱う技術の実地訓練が極めて重要となる。

　A．院内教育・訓練の対象者と実施の時期
　①　新任看護職員対象の研修会（就職時オリエンテーション時など）

② 年1回以上の全看護職員対象の研修会

B．院内教育・訓練に含まれるべき内容
① 抗がん薬の作用機序および種類と体内の薬理動態
② 抗がん薬の細胞への影響
③ 曝露による急性中毒症状と処置法
④ 防護具の選び方と使い方
⑤ 抗がん薬を取り扱う作業環境の調整方法（「安全キャビネット」の使い方など）
⑥ 抗がん薬の保管・搬送法
⑦ 抗がん薬がこぼれた時の処理法
⑧ 混合・調製と与薬準備の方法
⑨ 与薬の方法別の注意事項
⑩ 患者の排泄物の取り扱い方
⑪ 汚染リネン類の取り扱い方
⑫ 使用物品の後始末と廃棄物の取り扱い方
⑬ 在宅における抗がん薬治療時の曝露防止

2．看護基礎教育課程における教育の推進

A．看護基礎教育課程における教育の現状

　現在の看護基礎教育課程では，患者のみならず，取り扱う医療従事者に対しても健康影響を及ぼす危険のある感染性微生物，放射線，抗がん薬，消毒薬，ラテックスなどについて知識を学び，その防護方法について一括して教育する科目は設定されていない。感染予防については，薬剤耐性菌による院内感染が注目されるようになったこともあり，複数の科目で取り上げられている。放射線についても，一般にもその危険性が知られており，過去には看護師学校養成所指定規則に規定されていた科目であったことなどから，現在も何らかの教育方法でその内容は取り上げられている。

　しかし，抗がん薬の危険性については，消毒薬・ラテックスなどと同様に，看護基礎教育で使用される数種類の教科書にもほとんど記載がない。

　著者らが2005年に看護基礎教育課程の大学・短期大学・養成所の全数を対象に実施した調査では[1]，217校から回答を得て（回答率37.3%，全て有効回答），感染について90%以上，放射線については80%以上の教育施設で教育していたことがわかったが，抗がん薬に関する教育は70%未満であった。抗がん薬について教育していない理由には，時間不足や教員の認識不足が多くあげられていた。

2006年に全国の看護専門学校3年課程の教員を対象に実施された土屋の調査では[2]，教員が抗がん薬曝露防止に関する教育の必要性を感じている一方で，その実施は不十分であることが明らかにされている。

B．看護基礎教育課程における教育の必要性

看護学生は，臨地実習のとき抗がん薬治療を受けている患者の看護を担当することが多く，その際に抗がん薬への接触や，エアロゾル吸入の機会のあることが大いに危惧される。また，就職後まもなく抗がん薬を取り扱う作業を行うことも十分に考えられる。したがって看護基礎教育で抗がん薬曝露の危険性や曝露防止の方法について教育することは極めて重要である。

小川は[3]，医学教育では「医療従事者の安全と健康」がカリキュラムにも明確に位置づけられているのに対して，看護教育のカリキュラムにはそのことが位置けられていないと指摘し，抗がん薬取り扱いを含む医療従事者にとっての多くのリスクの学習について，看護基礎教育の到達目標に追加すべきであると提言している。

看護業務上の健康リスクを低減するためには，職場に存在する危険因子について基礎教育の一教育科目として教授することが望ましいが，さまざまな制約から科目として設定することは困難な場合が多い現状である。各教育施設のカリキュラムのどこでそれらを取り上げるか明確にし，教育の機会が意識的に設けられることが切望される。看護教員の認識が深まるように，教員各自が研鑽を積める体制を整えることも不可欠であろう。

2　医療施設の管理部門の役割

抗がん薬取り扱い時の曝露に関しては，薬物の混合・調製や与薬に関わる看護師・薬剤師・医師などだけではなく，医療廃棄物処理を担当する病院職員や外部の処理委託業者にも危険が及ぶので，さまざまな関係者への配慮も重要である。国家施策がないわが国では，医療施設の管理部門の取り組み方が，病院職員など抗がん薬取り扱い作業に関与している人びとの健康に大きく影響する。

そのため，医療施設の管理部門が抗がん薬曝露防止に関して取り組むべき主な事項として，①職員の教育，②取り扱いガイドラインおよびマニュアルの作成，③安全な取り扱いのためのチェックリストの作成と監視，④職員等の健康管理がある。

なお，ここでいう管理部門の管理者には，医療施設の最高責任管理者（病院長等）とともに，看護部門では部門の最高管理者と病棟・外来等の各部署の管理者が，また薬剤部門の管理者，事務部門の管理者，その他抗がん薬取り扱いに関わる職種の管理者の全てを含む。

1．取り扱いガイドライン・マニュアルの設置

　各施設の状況に適したガイドラインやマニュアルを作成して，抗がん薬を取り扱う全職員がいつでも活用できるように，抗がん薬が取り扱われるあらゆる部署に設置する必要がある。

　ガイドラインは，主として基本的注意事項を踏まえた業務指針のことであり，マニュアルは指針を具体的な手順等で示した手引書である。施設としてガイドラインを明確にし，各部署の特徴に応じて，実用性の高いマニュアルを作成する必要がある。また，ガイドラインやマニュアルは年1回以上点検し，掲載内容を更新しなければならない。

　看護職向けの抗がん薬取り扱いガイドラインの作成には日本看護協会が2004年に公表した「看護の職場における労働安全衛生ガイドライン」[4]を参照するとよい。日本看護協会のガイドラインは，抗がん薬を取り扱う時の「作業環境管理」「作業管理」「健康管理」「労働衛生教育」「労働衛生管理対策」という，いわゆる五管理に基づいて，確認事項や防止対策の概要を記載しているので，各施設で抗がん薬取り扱いマニュアルを作成する際の参考にできる。ただし，日本看護協会のガイドラインでは概要のみが述べられているので，各施設のマニュアルには，このガイドラインを基本にしつつ，実用性のある具体的な内容を各施設で盛り込んでいく。

　なお，医療施設の管理者としては，抗がん薬取り扱いガイドラインやマニュアルを作成するだけに留まらず，抗がん薬を取り扱う全職員にその活用を促し，活用の実際につき逐次確認・監査する役割が重要である。

2．安全チェックリストの作成と活用

　抗がん薬の安全な取り扱いが実行されたか否かを取扱者が確認できるように，取り扱い内容ごとに作業のチェックリストを作成し，チェックリストに基づき自分の作業を確認するように習慣化できれば有効であろう。

　チェックリストは，取り扱い作業の実施者が事後に振り返る場合に参考になるだけでなく，抗がん薬の取り扱い作業前の確認にも活用できる。また，各取扱者がチェックした結果を管理者が個々に確かめ，安全な作業の遂行を評価する際にも役立つものである。

　取り扱い作業別のチェックリストの具体例は，巻末の附録（p.94）を参照されたい。

3．職員の健康管理

A．健康診断

　抗がん薬については，放射線の場合のように，曝露量やその健康への影響等を容易にスクリーニングできる方法が今のところ存在しない。日本の医療施設では，抗がん薬曝露にも配慮した

医療職の健康管理がなされているとは言い難い現状にある。

　米国OSHAのガイドラインでは，抗がん薬を取り扱う医療従事者の尿中の突然変異性の生成や，特定の細胞毒素の存在を確認するために，定期的な集団スクリーニングを実施することが推奨されている[5]。また同じく米国のONSのガイドラインでは，炎症・発疹等の皮膚・粘膜の診察のほか，造血機能，肝機能，生殖機能等の臨床検査，さらに尿中突然変異体や細胞毒素の存在を確認するための検尿の実施が推奨されている[6]。

B．妊娠への配慮

　妊娠前や妊娠中に業務等で抗がん薬を取り扱った女性や男性の妻と，抗がん薬を取り扱ったことのない女性や男性の妻の流産や死産を比べると有意な関連があり，前者の抗がん薬を取り扱った群で自然流産と死産の合計数が多かったという報告がある[7]。したがって妊娠の可能性のある職員や妊娠中の職員（妻がそのような場合の男性職員も含む）に対しては，抗がん薬の取り扱い業務をさせない人事管理が必要である。

　また，妊娠初期の3カ月までは，胎児の臓器形成期である。したがって妊娠してから3カ月以内に母体が抗がん薬に曝露すると，胎児の発達や臓器形成に影響を及ぼすことから奇形等も懸念される。人事管理者においては，この点を厳重に注意する必要がある。

C．曝露時の緊急処置体制の整備

　医療施設における職員の健康管理体制づくりの一環として，感染性病原体への曝露の場合と同様に，抗がん薬の混合・調製中の眼への飛び跳ね，皮膚への付着，注射針誤刺，エアロゾルの吸入など抗がん薬曝露時の急性症状に対応できるよう，施設内にプロトコールや洗浄の設備，受診体制を整備しておく必要がある。

4．抗がん薬を取り扱う全職員への教育・訓練

　抗がん薬の職業性曝露は，看護師・薬剤師・医師だけでなく，看護助手，廃棄物処理およびリネン類洗濯担当の職員・委託業者にも起こり得るものである。したがって，抗がん薬を取り扱うあらゆる職員に対して，抗がん薬曝露防止のための教育と訓練を定期的に実施する必要がある。

　教育・訓練の内容は，看護職に対するものに準ずるが，抗がん薬の取り扱い内容によっては，さらに詳細な事項を盛り込む必要がある。特に，施設外に持ち出される廃棄物の処理についてその方法を徹底させるための説明や教育を確実に行うべき社会的責任が医療施設にはある。

5．管理部門による監視

　抗がん薬の取り扱いや抗がん薬が付着した廃棄物に関する法的規制のない日本においては，医療施設ごとに行う独自の取り組みが，施設の職員を職業性の曝露から保護するための最大の方略である。施設独自の取り組みには，経済的・物理的・人的問題の制約があることも考えられるが，この問題は曝露を受ける職員のみならず，私たちの子孫の世代への影響も予測される問題であり，管理者としては責任の重さを真摯に受け止めて対処しなければならない。

　管理者の役割としては，教育・訓練，ガイドラインの作成，健康管理体制づくりに加えて，監視の実施があげられる。監視の内容や方法は個々の施設で設定されるものであるが，参考例として，ONSガイドラインに示されている「危険な薬剤の取扱者のメディカルサーベイランスのための要素」[6]を下記に掲げる。

① 業務として有害薬剤に曝露する可能性のある全職員のリストを保管すること
② 有害薬剤を取り扱う全職員に毎年アンケートを実施し，有害薬剤への接触時間，防護具使用状況，有害薬剤に関連する潜在的な健康問題について追跡すること
③ 曝露を発生させる作業における新たな訓練の必要性を見出すため，薬剤の準備や与薬の作業を定期的に監視すること
④ 有害な薬剤がこぼれたことや，その処理，曝露の発生について記録すること
⑤ 有害な薬剤を取り扱う職員と，サーベイランスの結果を共有すること
⑥ 職員の健康に関わる専門家がいない業務環境では，サーベイランスを追跡するように，プライマリーケアの担当者から職員に対して案内する方針を立てること

引用文献

1）小稗文子・石井範子・佐々木真紀子・長谷部真木子・工藤由紀子・長岡真希子・：看護基礎教育課程における職業性曝露に関する教育の実態，日本看護学教育学会誌，18(1)，pp. 11-19，2008．
2）土屋知枝：看護基礎教育における抗がん剤曝露に関する教育の現状，神奈川県立保健福祉大学実践教育センター看護教育集録，32(3)，pp. 101-108，2007．
3）小川忍：夜勤・交代制勤務のリスクを知り，対策を講じよう！，看護教育，53(12)，pp. 1056-1060，2012．
4）日本看護協会編：看護職の社会経済福祉に関する指針，pp. 42-43，日本看護協会出版会，2004．
5）Occupational Safety and Health Administration: Work practice guidelines for personnel dealing with cytotoxic (antineoplastic) drugs, Am J Hosp Pharm, 1986, 43, pp. 1193-1203.
6）Oncology Nursing Society: Safe handling of hazardous drugs, 2nd ed., Pittsburgh: ONS, pp. 65-66, 2011.
7）Valanis, B., et al.: Occupational exposure to antineoplastic agents; self-reported miscarriages and still-births among nurses and pharmacists, J Occup Environ Med, 1999 Aug, 41, pp. 63-28.

（石井範子）

Topics

米国における抗がん薬曝露防止の現状

1 サンフランシスコの病院の視察から

　著者らは，2012年10月，海外の病院における抗がん薬の取り扱いと，治療後の看護における看護師の曝露防止策の現状を知るために，米国・サンフランシスコの市内のいくつかの病院を訪れた（図1）。

　米国滞在中の3日間で，下記の5施設の外来，病棟，薬剤部などを視察することができた。日本の看護師等の曝露防止の方法とは異なる点が感じられ，印象的であったことなどを中心に報告したい。

＜訪問先の病院＞
① UCSF Medical Center
　　（BMT：骨髄移植病棟）
② UCSF Mt. Zion Cancer Center
　　（Infusion Center）
③ California Pacific Medical Center
　　（Infusion Center）
④ Alta Bates Summit in Comprehensive Cancer Center
⑤ Stanford University Cancer Center

＜見学場所＞
● がん化学療法外来：4カ所
● 化学療法を実施している病棟：2カ所
● 抗がん薬調製を行っている薬剤部：1カ所

図1　著者ら―UCSFにて

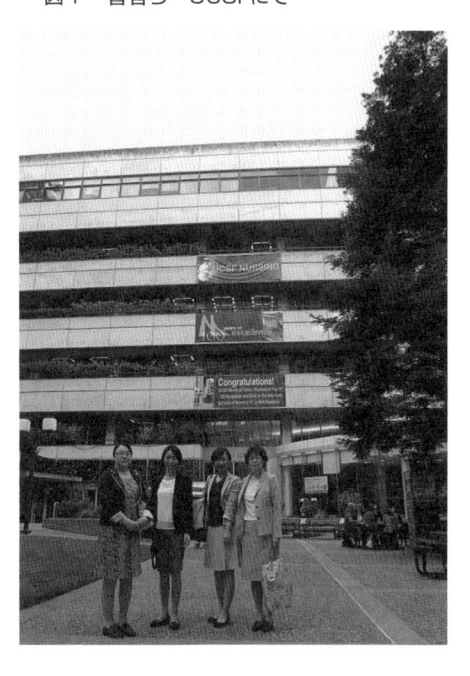

2 視察した病院における抗がん薬の取り扱いと曝露防止策

1．抗がん薬取り扱いガイドライン・マニュアルの活用状況

いずれの施設でも ONS（Oncology Nursing Society）の『Safe Handling of Hazardous Drugs』の内容に準拠し，それぞれの病院ごとに独自の「ポリシー」を作成して活用していた。平均して年1～2回ほど，ポリシーの見直しが行われている。

各施設の職員についても，抗がん薬の取り扱いと曝露防止策については「病院のポリシーに従うべき」とする意識が高い。

実際のポリシーの活用状況は施設にもよるが，例えば冊子化したり，あるいはオンラインでいつでも閲覧可能なようにするなどして，職員による活用を図っている。患者もオンラインにより同じポリシーを見ることができるという施設もあった。

2．入院患者用の抗がん薬の混合・調製の場所と施行者

いずれの施設でも，薬剤部で薬剤師が混合・調製をしている。一方，点滴ラインの接続は，施設によって，病棟で行う場合と，2度スパイクしないように薬剤部で実施している場合とがあった。

薬剤部を見学できた病院では，中央薬剤部のほか，院内の11カ所に「サテライト薬剤部」が設置され，例えば中央薬剤部で調製された輸液バッグは，専用のコンテナに入れられて技師が病棟まで搬送し，サテライト薬剤部において生理食塩水でプライミングしていた。また，中央薬剤部で印象に残ったことは，他の輸液調製室が陽圧であったのに対して，化学療法薬調製室だけ陰圧にされており，室内の空気を屋外に排気するよう管理されていたことである。

抗がん薬の保管庫や調製用のテーブルは，地震などの衝撃で脚が折れないように，ボルトで固定されていた。使用している安全キャビネットに関しては，クラスⅡ・タイプBとクラスⅡ・タイプAの2種類を使用していた。

3．化学療法に使用している点滴セットやデバイス

すべての施設で，化学療法には，閉鎖式システムを持つデバイスのファシール（PhaSeal）が使用されていた（図2・図3）。

輸液ラインは，メインのルートに対して複数の側管があり，メインのルートを生理食塩水で満たし，側管につないでいるルートから順次抗がん薬を投与することができる。そのため，全

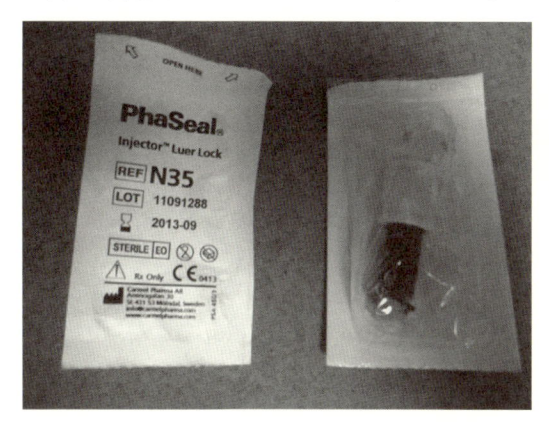

Topics 米国における抗がん薬曝露防止の現状

図2 閉鎖式デバイスのファシール（PhaSeal）

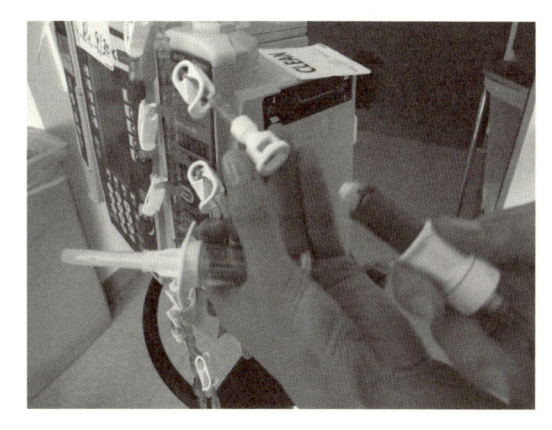

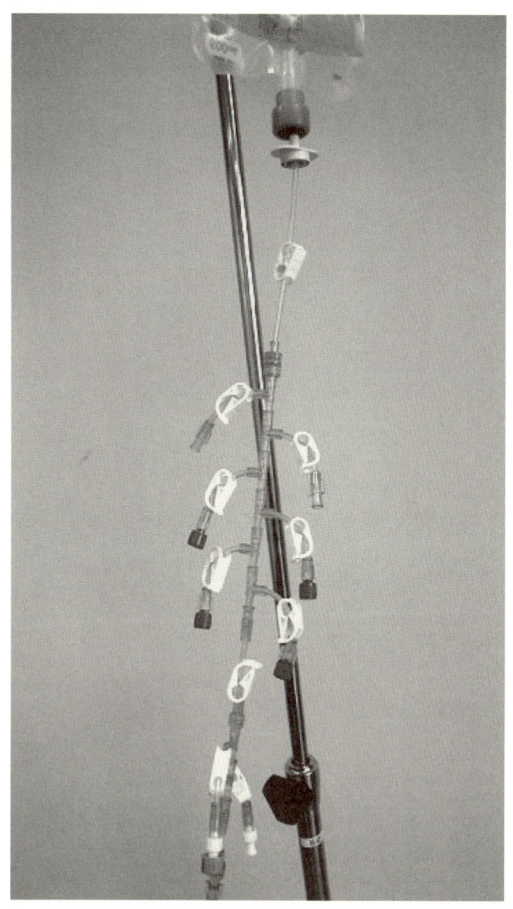

図4 閉鎖式輸液ライン（フィッシュボーン）

図3 ファシールを使用したライン

ての投与が終了するまで，点滴ルートを外したり，再接続するということはない。この輸液のラインには複数の側管があり，魚の骨のような形をしていることからフィッシュボーン（fish bone）と呼ばれていた（図4）。

ルートのプライミングは，施設により，薬剤部が行っている場合と，病棟で看護師が行っている場合があった。点滴バッグへのスパイクは，バッグの口元を上に向け，1回だけ行うこととしていた。

4．ベッドサイドにおける抗がん薬入り点滴バッグの接続や抜去

ONSのガイドラインに沿って個人防護具（手袋2双，マスク，ゴーグル，二層性ガウン）を装着した上でベッドサイドにおける点滴バッグの接続や除去を実施していた。防護具一式を入れたウォールポケットを病室のドアなどに取り付け，作業に際して使用しやすいように工夫

図5　壁かけ式防護具入れ　　図6　廃棄用バッグ

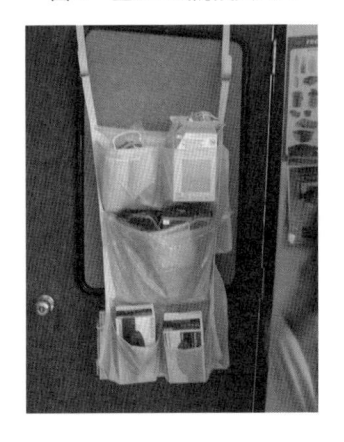

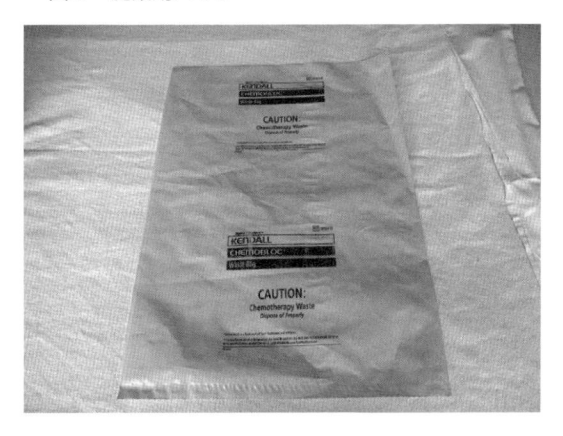

している施設もあった（図5）。

　なお，処置後，防護具は病室内で外し，黄色の専用バッグ（図6）に廃棄している。防護具を脱ぐ時は，まず外側の手袋とガウンを取り外し，廃棄した後に，内側の手袋を取り外すことになっている。

　抗がん薬入りの点滴バッグは，口元にファシールが接続され，ジップロックバッグに入った状態で薬剤部から病棟に運ばれる。

5．残薬・点滴セット・その他の抗がん薬が付着した廃棄物の処理

　抗がん薬が付着したものはすべて，薬剤部から抗がん薬の払い出しに使われたジップロックバッグに入れ，病室内に置いている黄色の廃棄ボックスに捨てることになっている。

6．体液の処理——尿の処理，ストーマの処置，ドレーンからの排液の処理

　治療後48時間を「曝露防止策を実行すべき時間」として，処理にあたっていた。化学療法を受ける患者は，ほとんどの場合において排泄行為は自立している。そのため，トイレで自分で排泄してもらい，2回流すように指導している。トイレ内に"2回流してください"（Please Fulsh Two Times）との表示を行っている施設もあった（図7）。

　なお，トイレで流す時には，排泄物が飛び散らないように「必ず便器に蓋をすること。蓋がなければプラスチックが裏打ちされた吸収性シートを便器に乗せ，蓋の代わりとするように」と指導していた。

　また，尿量測定を必要とする場合，女性や尿器の使用が困難な男性のためには，便座に設置する帽子（ハット）のような形のディスポーザブルの容器（図8），ディスポーザブルの尿器

Topics　米国における抗がん薬曝露防止の現状

図7　トイレ内の表示

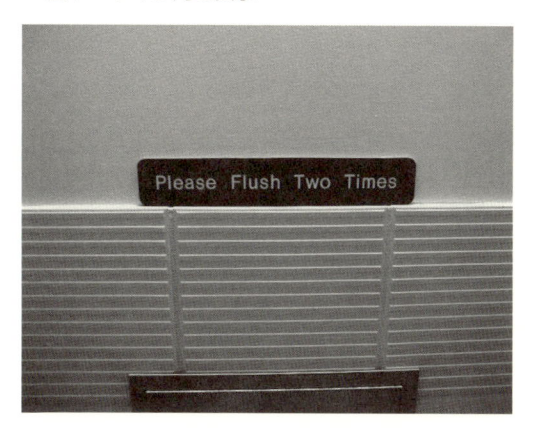

図8　尿量測定容器―ハット

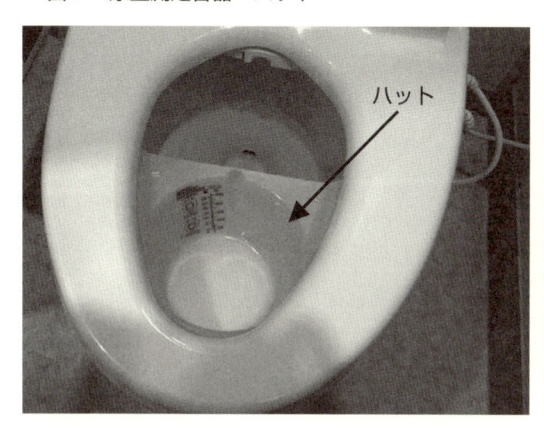

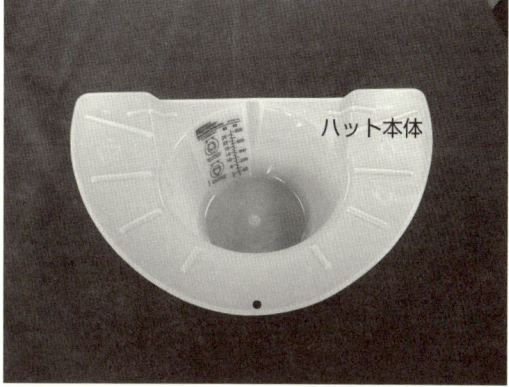

図9　使い捨て尿器

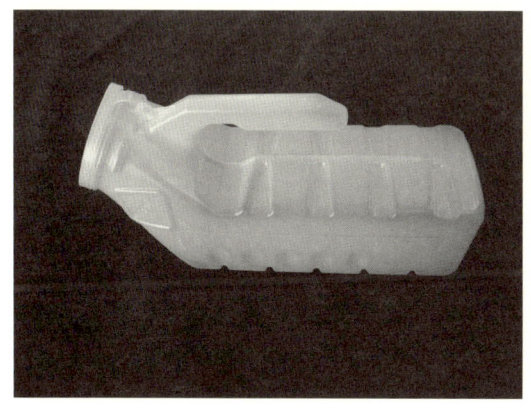

図10　使い捨て便器

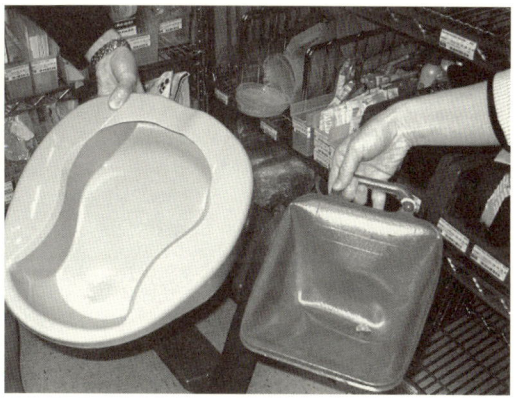

を使用し（図9），患者自身で測定するようにしている。ディスポーザブルの便器も使用されていた（図10）。

図11　吐物受け

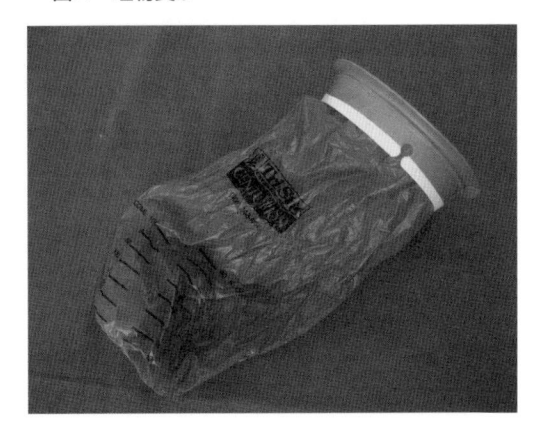

　膀胱留置カテーテルが挿入されているため，尿バッグに貯まった尿を捨てる必要がある場合には，ディスポーザブルのコンテナに入れてトイレまで運び，トイレに捨てている。看護師はこのような処置をする時は，ガウン・マスク・手袋のほか，飛び散りが予測されればフェイスシルードを装着することになっている。
　ストーマのある患者は，たいてい自分で処理ができており，看護師の側でストーマの処理を行うことは，見学したどの施設でも滅多にないという。患者の嘔吐の際に，口元に当て吐物を受けるためのディスポーザブル容器も備えられていた（図11）。
　腹腔内投与の場合は，皮下埋め込み式のポートに専用の針を使用し，抗がん薬入りの輸液が注入された後は，腹腔内全体に薬液が行きわたるように体位変換をするだけで，排液をすることはない。

7．抗がん薬が含まれる体液の付着したリネン類の交換

　付着した体液の量に応じてリネン類の交換処理をしている。尿失禁や大量の体液が付着した場合は黄色の大きなバッグに入れて廃棄するが，体液が少量ならば他のリネンと同じバッグに入れて搬送し，通常の洗濯をすることとしていた。
　なお，尿失禁が予想される場合は，膀胱留置カテーテルを3日間挿入することにしているという施設もあった。

8．抗がん薬がこぼれた場合の処理

　どの施設でもスピルキットを常備しており，こぼれが発生した時は，アルゴリズムに従って実施していた。

見学したほとんどの施設では，こぼれの発生は，数年間はなかったという。

9．経口薬や経管用の抗がん薬の調製

それらの抗がん薬については，薬剤部で薬剤師が準備している。経管用の薬剤も，薬剤師が安全キャビネット内で粉砕していた。

なお，経口の抗がん薬は，使い捨ての内服カップに入れて患者に渡し，薬服用のための水もそのカップで飲ませるようにしていた。

10．患者・家族への抗がん薬曝露防護に関する指導

患者に対して化学療法が行われることが決まった時に，治療法の説明とともに患者以外の人々への曝露の可能性についても説明している。ただし，その際に特定のパンフレットを使用している施設はなかった。

患者や患者以外の人への説明の内容は，抗がん薬が投与されれば尿や便，汗にも抗がん薬が含まれるため，排泄物は2度流すことを励行すること，また洗濯は他の家族のものとは分けて2回行うようにといった注意事項である。この説明は，ナースプラクティショナーが実施するという施設もあった。

携帯型の注入ポンプを使用して抗がん薬の持続注入を行う場合は，こぼれた場合の処理法も説明し，スピルキットを持参させている施設もある。米国では持続注入終了後の抜針は看護師等の医療従事者でなければ行えないことになっており，必ず来院させてヘパリンフラッシュと抜針を実施している。なお，遠方で来院が困難な場合は，訪問看護師により抜針されることもある。

11．看護師への抗がん薬曝露防止に関する教育

抗がん薬を取り扱う病棟や外来などに採用される看護師については，ONSから発行される「Chemotherapy and Biotherapy Provider Card」を取得していることが必須条件とされることが多い。このカードの取得時に課される講習や試験の内容には，抗がん薬曝露防止に関するトピックスも含まれており，さらに取得後も2年ごとの更新が必要となっている。

加えて，どの施設でも，年1回以上は必ず全看護職員に対して抗がん薬の曝露防止に関する教育を実施している。教育方法は施設によって工夫されており，実例としては，パワーポイントを使用した講義，e-ラーニング，毎年一定の時期の病棟師長やONSなどによるスキル・レビューの実施などがあげられる。

図12　準備された2種類のマスク　　　　図13　アイ・ウォッシュ・シャワーの設置

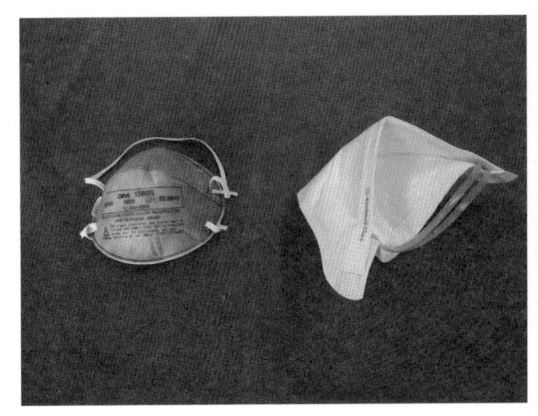

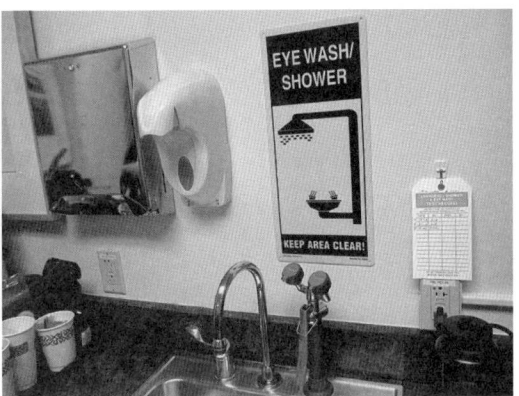

　抗がん薬のエアロゾル吸入を防止するため，看護師には必ず専門家がマスクフィッティングを行って適切なサイズのマスクを同定し，その情報を勤務部署のファイルにリストアップしているという施設があった。ちなみにその施設では，2種類のマスクが準備され，装着感などの好みにより選択できるようになっていた（図12）。
　抗がん薬が目に飛び散った場合には，直ちに洗浄できるよう病棟の処置室に噴水型の眼洗浄器（Eye Wash/Shower：アイ・ウォッシュ・シャワー）も設置されていた（図13）。
　また，看護助手にも，個人防護具の着用を指導していた。

12．抗がん薬取り扱いに関する労働安全衛生局（OSHA）の勧告・監査

　定期的なものではないが，施設に対して事前に米国労働安全衛生局（OSHA）からの監査の通知があり，改善要求がなされた場合は一定期間内に改善しなければならない。
　なお，再監査でたいていの場合は改善されており，改善が認められれば罰金等の制裁措置はないということである。

3　抗がん薬曝露防止の取り組みを支えるもの

　視察・見学したすべての施設において「抗がん薬の曝露防止策を行うことは当然である」という意識が一人ひとりの職員に定着していることがうかがわれた。
　閉鎖式デバイス（ファシール）の使用もすでに定着し，日本の病院のように「高価だから」とか，施設の責任者や事務部門の理解不足を嘆くような発言は，視察中には聞かれなかった。こうしたことは，日本の病院と大きく異なる点であると感じた。
　米国では，OSHAによって国家が抗がん薬の曝露防止の勧告・監査を実施していることが，

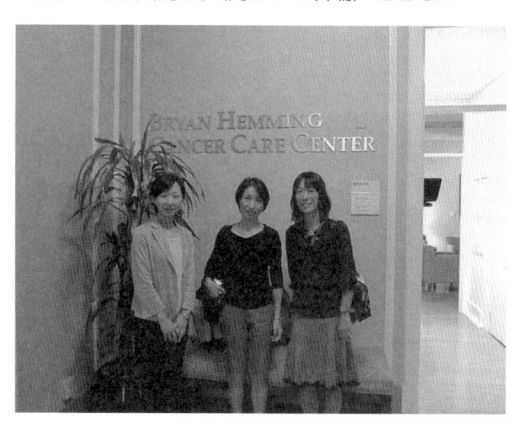

図14 石井素子氏（向かって右端）とともに

曝露防止の意識の定着や，たとえ高価でも必要なデバイスは使用するという施設の明確な方針につながっているものと考える。

　なお，著者らが今回視察した施設は比較的曝露防止策の整った施設であると考えられ，同じ米国でも施設によって曝露防止策の程度には違いがあることも推察される。さまざまな看護の場面における抗がん薬曝露の程度を客観的に測定することの難しさは，日本でも米国でも同様であろう。しかし，取り扱いにおける抗がん薬曝露の危険性が否定できるようになるまでは，できる限りの曝露防止策を講ずることが必要であることを今回の海外視察を通して再認識することができた。

　今回のサンフランシスコの各病院における視察研修は，がん看護専門看護師の石井素子氏（ハワイ大学キャンサーセンター勤務）から多大なるご協力をいただいて，実現できたものである（図14）。

参考文献

Oncology Nursing Society : Safe handling hazardous drugs, 2nd ed. Pittsburgh : ONS, 2011.

（石井範子）

附録　参考資料1：抗がん薬の安全な取り扱いのためのチェックリスト

●抗がん薬の与薬

取扱者氏名：		チェック日：　月　日	
与薬前	はい	いいえ	サイン
1．与薬のために必要な防護具を集めたか			
2．有害薬剤与薬のための適切な手袋を選択したか			
3．有害薬剤与薬のための適切なガウンを選択したか			
4．フェイスシールド・保護メガネが必要かを確認したか			
5．スピルキットとマスクを準備しているか			
6．有害廃棄物容器を準備しているか			
7．薬剤を密閉式容器に入れて薬局から受け取ったか			
与　薬	はい	いいえ	サイン
1．薬剤パックを開ける前に手を洗い，ガウンと手袋を装着したか			
2．薬剤パックの内容を点検したか			
3．必要があるときフェイスシールドを装着しているか			
4．点滴静脈内注射 ①　ロックできる接続管のついた点滴セットを選択したか ②　患者やリネンに薬剤がつかないようにシートを敷いたか ③　IVチューブからキャップを外し，患者側に接続したか ④　接続部を確実に締めたか ⑤　点滴終了後，点滴バッグと点滴セットを接続したまま患者の側管注入口から取り外し，注入口をリキャップしたか			
5．静脈内注射 ①　針のないロック式の注射器を選択しているか ②　薬剤の滴下を受け止めるために，接続部にガーゼを巻いたか ③　接続部は確実に締めたか ④　注射器と廃棄物を耐貫通性の漏れない容器に廃棄したか			
6．筋肉内注射・皮下注射 ①　注射器に針を接続し，針を確実にロックしたか ②　注射終了後，針にリキャップはしなかったか ③　針付き注射器は，耐貫通性の漏れない容器に廃棄したか			
7．経口与薬 ①　手袋を装着したか ②　薬剤やパッケージの中に触れないで，薬剤を与薬カップに入れたか			
与薬後	はい	いいえ	サイン
1．必要時にガウン，手袋，フェイスシールドを装着したか			
2．廃棄物は密閉式プラスチックバッグに入れて有害廃棄物容器まで運んでいるか			

(Oncology Nursing Society：Safe handling of hazardous drugs, 2nd ed., 2011 を参考に石井ら作成, 2013)

3．密閉式プラスチックバッグを有害廃棄物容器に捨てたか			
4．適切な手順で防護具を脱ぎ，プラスチックバッグに入れて密閉し，有害廃棄物容器に廃棄したか			
5．有害廃棄物容器の口を閉めたか			
6．防護具を脱ぎ，処分後，完全に手を洗ったか			
7．作業域内に除染用具を適切に置いているか			

●抗がん薬を投与された患者の排泄物の取り扱い

取扱者氏名：	チェック日： 月 日		
抗がん薬を投与された患者の排泄物の取り扱い	はい	いいえ	サイン
1．抗がん薬投与後48時間（薬剤によっては72時間またはそれ以上）までを"曝露防止策を実行すべき時間"として認識しているか			
2．汚染された排泄物を取り扱う時は防護具を着用しているか			
3．汚染されたオムツは，抗がん薬廃棄専用シールを貼った密閉式プラスチックバッグに入れて廃棄したか			
4．排泄物が付着した物品（尿量計測用カップや容器等）は，使い捨てにしているか			

●抗がん薬を投与された患者のリネン類の取り扱い

取扱者氏名：	チェック日： 月 日		
抗がん薬を投与された患者リネン類の取り扱い	はい	いいえ	サイン
＊病院内の場合＊ 1．抗がん薬曝露防止策を実行すべきことを示したシール付きの不透過性ランドリーバッグ（トスロンバッグ）に入れたか			
2．防護具を装着して患者のリネン類を取り扱っているか			
3．洗濯担当職員（業者等を含む）に曝露防止策を説明・指導しているか			
＊在宅の場合＊ 1．患者の洗濯物は家族の洗濯物と分けているか			
2．患者の洗濯物は通常の洗剤で2度洗濯しているか			

●安全キャビネットの清掃

取扱者氏名：	チェック日： 月 日		
安全キャビネットの清掃	はい	いいえ	サイン
1．ガウン，手袋，マスク，フェイスシールド，キャップを装着しているか			
2．安全キャビネットは送風させたままにしているか			

		はい	いいえ	サイン
3．	2％次亜塩素酸ナトリウムを含ませたガーゼで，表面・背面・側面の壁などを，汚染が最も少ない上方から，より汚染されている下方へ向けて清拭したか			
4．	上記3の作業後，1％チオ硫酸ナトリウム溶液を含ませたガーゼで清拭したか			
5．	清掃終了後，使用したガーゼや手袋は，密閉できるプラスチックバッグに入れて廃棄したか			
6．	清掃終了後，使用した身体防護具は有害廃棄物容器に廃棄したか			

● 抗がん薬がこぼれた時の処理

取扱者氏名：		チェック日：	月	日
抗がん薬がこぼれた時の処理		はい	いいえ	サイン
1．	スピルキットの内容が揃っているか（※内容は欄外参照）			
2．	抗がん薬がこぼれた区域に警告標識を表示したか			
3．	スピルキット内の手袋，ガウン，フェイスシールド，マスク，靴カバー，ヘアキャップを正しく装着したか			
4．	吸収性シートに薬剤を吸収させ，できるだけ周囲に汚染を広げないように拭き取ったか			
5．	ガラス破片など鋭利な廃棄物の場合は使い捨てスコップを用いて耐貫通性廃棄容器に入れた後，有害廃棄物ラベルを貼った密閉式プラスチックバッグに入れたか			
6．	使用した吸収性シート，掃除機のゴミ，ゴミパックなどは有害廃棄物ラベルを貼った密閉式プラスチックバッグに入れて廃棄したか			
7．	すべての作業が終了してから防護具を外し，有害廃棄物ラベルを貼った密閉式プラスチックバッグに入れて廃棄したか			
＊安全キャビネットの外で抗がん薬がこぼれた場合＊ ① 薬剤準備台や床など固い所にこぼれた場合，こぼれた区域を水と洗浄液で3回洗浄したか ② カーペットなどにこぼれた場合，パウダー状カーペット用洗剤をこぼれた箇所に撒き，薬液を吸収させた後，それを抗がん薬処理専用の掃除機で吸引してパウダーごと取り除いたか				
＊安全キャビネット内で抗がん薬がこぼれた場合＊ ① 安全キャビネットのフード内（流出水槽の配水管を含む）を拭き取ったか ② 150ml以上の希釈液か非希釈液，または1バイアル以上の薬液がこぼれた場合は，フード内の清掃の後に安全キャビネット全体を清掃したか ③ HEPAフィルターを汚染した場合，安全キャビネットの前面開口部にビニールなどで封をして「使用禁止」のラベルを貼り，専門技術者がHEPAフィルターを交換するまで使用禁止としたか				

※　スピルキットの内容の確認（以下の物品が揃っているか）
① ヘアキャップ〔1個〕
② 保護メガネまたはフェイスシールド〔1個〕
③ N95またはN99タイプのマスク〔1個〕
④ 警告標識〔1個〕
⑤ プラスチック製の小さい使い捨てスコップ〔1個〕
⑥ 手袋〔2双〕
⑦ 使い捨てガウン〔非透過性かつ背開きのもの：1着〕
⑧ 吸収性シート（小）〔数枚〕
⑨ 吸収性シート（大）〔2枚〕
⑩ 使い捨て靴カバー〔1組〕
⑪ 有害廃棄物ラベルを貼った密閉式プラスチックバッグ〔2枚〕
⑫ 耐貫通性廃棄容器〔1個〕

●抗がん薬の保管・搬送

取扱者氏名：		チェック日：　月　日	
抗がん薬の保管・搬送	はい	いいえ	サイン
保　管　　　1．抗がん薬を専用の保管場所に保管しているか			
2．保管場所には抗がん薬専用の警告ラベルを貼付しているか			
3．保管場所から抗がん薬が落下しないように対策を講じているか			
4．保管場所で喫煙，飲食，化粧等をしていないか			
搬　送　　　1．抗がん薬を透明な密閉式プラスチックバッグに入れているか			
2．抗がん薬の入ったアンプルは箱等の外装のまま搬送するなど，搬送時にアンプルが破損しないための対策を講じているか			
3．搬送用の密閉式プラスチックバッグに専用警告ラベルを貼付しているか			
4．エアシューターによる抗がん薬の搬送を禁止しているか			

（石井ら作成，2013）

附録　参考資料2：抗がん薬取り扱い用品の価格例（2013年8月現在）

【防護具・防護用品・安全キャビネット】

販売：日科ミクロン株式会社	数　量	標準価格（税抜）
スピルキット（ケモセーフティ™スピルキット） 　内容：ガウン1着，手袋（L）1双，手袋（XL）1双，保護メガネ1個，フィルターマスク1個，靴カバー1ペア，吸収シート（大）2枚，吸収シート（小）3枚，ちりとり＆こて1セット，警告標識1枚，廃棄用プラスチックバッグ2枚（約76L），結束バンド（廃棄バック密閉用）2本	1セット	8,000円
抗がん薬防護具セット（ケモガード®） 　内容：ニトリル製手袋1双，ガウン1着，保護メガネ1個，ヘアキャップ1枚，フィルターマスク1個，吸収性シート1枚，廃棄用プラスチックバッグ1枚，処理記録票1枚	30セット	44,400円
裏面プラスチック製吸収性シート（サイトセーフシート®）　　未滅菌 　　　　　　　　　　　　　　　　　　　　　　　　　　滅菌済	300枚 100枚	19,500円 13,000円
フェイスシールド	24枚	15,000円
腕カバー（ケモプラス™スリーブ）	100枚	12,000円
ルアロック式注射器キャップ（自立式ルアロックチップキャップ）	50個	2,300円
カテーテルチップシリンジ用キャップ （トップネオフィード保護栓／ED-KS）	50個	2,000円
抗がん薬取り扱いトレーニングプログラムセット （ケモチェック™トレーニングプログラム）	1セット	36,600円
安全キャビネット 　（ステリルガードⅢ®）　　　SG-303　　　　クラスⅡタイプA2 　（ステリルガード®e3）　　SG-403 AHE　　クラスⅡタイプA2 　　　　　　　　　　　　　　SG-603 AHE　　クラスⅡタイプA2 　（バイオケモガード®e3）　BCG-401　　　クラスⅡタイプB2 　　　　　　　　　　　　　　BCG-601　　　クラスⅡタイプB2	1台 1台 1台 1台 1台	1,980,000円 2,530,000円 3,180,000円 3,480,000円 3,780,000円

（資料提供：日科ミクロン株式会社：電話　048-920-5581）

【防護用品】

販売：ニプロ株式会社	入数／1箱	定価（税抜）
抗がん薬用不活化ワイプ（抗癌剤不活化ワイプ：トリプルクリン®）	10セット	750円

（資料提供：ニプロ株式会社：電話　06-6373-0563）

【調製・与薬用品】

販売：日本ベクトン・ディッキンソン株式会社	入数／1箱	定価（税抜）
抗がん薬用ルアロック式注射器接続コネクタ （BDファシール™ インジェクタ ルアーロック）	50個	1,130円
抗がん薬調製用プロテクタ（BDファシール™ プロテクタ） 　　　　13mmバイアル専用 20mL用 　　　　20mmバイアル専用 20mL用 　　　　20mmバイアル専用 50mL用 　　　　32mmバイアル専用 50mL用	50個 50個 25個 25個	1,270円 1,270円 1,270円 1,270円
抗がん薬用ルアロック式三方活栓接続コネクタ （BDファシール™ コネクタ ルアーロック）	50個	350円
抗がん薬用輸液バッグ接続コネクタ （BDファシール™ Lコネクタ）	50個	510円
抗がん薬用輸液バッグアダプタ（BDファシール™ 輸液アダプタ）	50個	600円
抗がん薬用プライミングセット （BDファシールル™ プライミングセット）　　点滴筒付き 　　　　　　　　　　　　　　　　　　　　　点滴筒なし	10個 20個	1,735円 1,680円
抗がん薬用輸液セット（BDファシール™ 輸液セット） 　　　　　　コネクタ—点滴筒—三方活栓 　　　　　　点滴筒—コネクタ—三方活栓	10セット 10セット	1,350円 1,350円
抗がん薬用延長チューブ（BDファシール™ 延長チューブ）	20個	1,090円

（資料提供：日本ベクトン・ディッキンソン株式会社：電話 0120-8555-90）

【調製・与薬用品】

販売：テルモ株式会社	入数／1箱	定価（税抜）
抗がん薬用接続チューブ（ケモセーフ® バックアクセス）	25個	1,310円
抗がん薬調製用フィルター付きバイアルアダプタ （ケモセーフ® バイアルアダプター）	50個	480円
抗がん薬用シリンジ（ケモセーフ® シリンジ）　　5cc 　　　　　　　　　　　　　　　　　　　　　10cc 　　　　　　　　　　　　　　　　　　　　　20cc 　　　　　　　　　　　　　　　　　　　　　30cc 　　　　　　　　　　　　　　　　　　　　　50cc	30本 25本 25本 20本 20本	730円 730円 810円 810円 810円
抗がん薬用輸液セット（ケモセーフ® インフュージョンセット） 　　　　　　　　　　　　フィルター付き 　　　　　　　　　　　　フィルターなし	20セット 20セット	1,860円 1,340円

（資料提供：テルモ株式会社：電話 0120-12-8195）

【調製・与薬用品】

販売：ニプロ株式会社・株式会社パルメディカル	入数／1箱	定価（税抜）
抗がん薬調製用システム：バイアル用 　（ChemoCLAVE　バイアルスパイクジニー）自動等圧機能付き 　（ChemoCLAVE　バイアルスパイク）20mm口径バイアル用	50個 50個	880円 340円
抗がん薬調製用システム：輸液バッグ用 　（ChemoCLAVE　バッグスパイク）多剤併用投与対応	50個	260円
抗がん薬用閉鎖式オスコネクタ 　（ChemoCLAVE　スピロスシステム）	100個	595円
抗がん薬用輸液セット 　（ChemoCLAVE　スピロスシステム）二股タイプ	50個	1,220円

（資料提供：ニプロ株式会社：電話 06-6373-0563，株式会社パルメディカル：電話 03-5821-0607）

索引

アルファベット

ASHP……………………………………2, 57, 62
Ames 試験…………………………………………19
aerosol……………………………………………23
BSC…………………………………………………31
Chemotherapy and Biotherapy Provider Card…91
DNA 修復……………………………………16, 19
DNA 損傷………………………………………3, 17
DNA 廃棄物及び廃抗悪性腫瘍剤調査報告書………67
DNA 複製………………………………………8, 16
dust…………………………………………………23
Eye Wash/Shower………………………………92
e-ラーニング……………………………………91
FOLFIRI 療法……………………………………74
FOLFOX 療法…………………………………74, 76
Fairchild, W. V.…………………………………20
Falck, K.………………………………………1, 19
fume………………………………………………23
HEPA フィルター……………………………32, 34, 65
Haddow, A.…………………………………………1
Harrison, B. R.……………………………17, 18, 20
Hoffman, D. M.………………………………21, 30
IARC………………………………………………20
　──の4分類……………………………………20
LH-RH アナログ剤…………………………10, 12
McDiarmid, M. A.………………………………17
M 期…………………………………………………7
mist…………………………………………………23
N95タイプ…………………………………42, 62
N99タイプ…………………………………42, 62
NIOSH……………………………………………42, 57

NSAIDs……………………………………………15
OK-432……………………………………………12
ONS……………………2, 15, 16, 27, 41, 57, 83, 84, 86, 87, 91
OSHA………………………………1, 32, 62, 83, 92
OSHA 細胞毒素剤＜抗腫瘍剤＞を取り扱う職員の
　ための作業実施ガイドライン……………32
PTP シート……………………………………50, 59
SCE…………………………………………………19
SCG…………………………………………………19
S 期…………………………………………7, 8, 11
smoke dust………………………………………23
Thiede, T.…………………………………………20
USP 797……………………………………………40
umu テスト………………………………………3, 19
Valanis, B. G.……………………………………21

あ　行

あ

アイ・ウォッシュ・シャワー……………………92
悪性リンパ腫………………………………………12
汗……………………………………………………91
アポトーシス………………………………………12
　──抵抗性………………………………………20
アルカロイド系…………………………………9, 11, 14
アルキル化剤………………………8, 9, 11, 14, 20, 21
アルキル基…………………………………………8
アルコール綿…………………………………52, 53
アロマターゼ阻害剤…………………………10, 12
安全キャビネット…31, 32, 33, 35, 45, 53, 54, 60, 65, 86, 91, 95, 98
　──がない場合…………………………………39
　──内の気流……………………………………32

──内の拭き方 … 38
──の機種 … 33
──の清掃 … 37
安全チェックリスト … 81, 82
安全な取り扱い方法 … 45, 79
安全な取り扱いのためのチェックリスト … 81, 94
アンプル … 23, 24, 26, 45, 51
──のカット … 23, 26, 46
──を倒す … 23
──の静置 … 46

い

1％チオ硫酸ナトリウム … 36, 37, 39, 40, 52, 55
1回量 … 50
一般名 … 8
一本鎖 … 16
遺伝情報 … 8
医療施設ごとに行う自主的な独自の取り組み … 79, 84
医療施設の管理部門の役割 … 81
医療従事者 … 1, 17, 26, 40
──の安全と健康 … 81
医療廃棄物 … 76
陰圧 … 47, 86
──アイソレーター … 35
インシデントレポート … 62, 63
飲食 … 27, 51
インターフェロン … 10, 12
インターロイキン … 12
院内教育 … 79, 80

う

ヴァラニス … 21
ウォールポケット … 87
うがい … 40, 45
腕カバー … 98
ウベニメクス … 12
運搬・保管 … 22, 24

え

エアロゾル … 23, 24, 26, 27, 31, 32, 35, 41, 42, 43, 45, 51, 57, 68
──吸入 … 22, 27, 81, 92
疫学調査 … 17, 20
エストロゲン剤 … 10, 12
エトポシド … 9, 11, 13, 14, 15, 57
エノシタビン … 57
延長チューブ … 99

お

嘔吐 … 7, 27, 90
──用バッグ … 71
屋外排気 … 34, 86
屋内循環 … 34
悪心 … 7
オムツ … 25, 70

か 行

か

カーペット用洗剤 … 65
ガーゼ … 36, 37, 39, 58
ガードの付いた薬品棚 … 51
改善要求 … 92
ガイドライン … 1, 2, 3, 27, 32, 81, 82, 83, 86
外用剤 … 54, 61
外来化学療法加算 … 26
外来がん化学療法 … 72
ガウン … 43, 44, 62, 71, 87, 90
化学療法薬調製室 … 86
架橋 … 8, 16
鍵付きの薬品庫 … 51
角膜損傷 … 2, 26, 27
火傷 … 27
カップ … 50, 59, 60, 69, 70, 91
カテーテルチップシリンジ用キャップ … 50, 98

索 引

カテーテルチップ注入器……………………61
家庭用のゴミ……………………………………76
家庭用床洗剤……………………………………65
カプセル………………………………26, 49, 60
壁かけ式防護具入れ……………………………88
簡易懸濁法………………………………………60
がん遺伝子………………………………………12
がん化学療法看護認定看護師……………………3
がん看護専門看護師……………………………93
環境省大臣官房「廃棄物・リサイクル対策部」……67
環境整備………………………………31, 35, 39
勧告………………………………………………92
看護基礎教育………………………79, 80, 81
看護業務…………………………………………22
看護職の教育体制の充実………………………79
看護の職場における労働安全衛生ガイドライン…2, 82
看護の場面における抗がん薬曝露の程度………93
監査………………………………………………92
がん細胞……………………………………7, 12
患者・家族への注意事項………………………75
患者・家族への抗がん薬曝露防護に関する指導…91
患者・家族への指導指針（案）………………72
患者の体液………………………………………25
患者の排泄物………………………………25, 69
患者の服薬介助…………………………………50
がん情報サイト—薬剤情報………14, 15, 16
眼洗浄器…………………………………………92
感染性微生物……………………………………80
肝臓……………………………………13, 14, 15
がん転移…………………………………………12
がん抑制遺伝子…………………………………12
管理部門による監視……………………………84

き

気管支炎……………………………………2, 27
奇形………………………………………………20

危険性の明示……………………………………67
危険な薬剤の取扱者のメディカルサーベイランスのための要素……………………………………84
喫煙…………………………………………27, 51
気道の炎症………………………………………26
逆流防止機能……………………………………71
吸収………………………………………13, 26
吸収性シート …35, 39, 40, 53, 54, 55, 56, 57, 58, 60, 61, 62, 65, 69, 88, 98
急性中毒症状 ………………2, 17, 22, 27, 73
急性白血病…………………………………8, 17
吸入………………………………………26, 27
教育・訓練………………………………………83
教育方法の工夫…………………………………91
胸腔内注入法……………………………………61
凝固剤……………………………………………71
胸水………………………………………16, 71
業務に伴う危険性………………………………22
局所薬………………………………………52, 59
気流方式…………………………………………34
緊急対応…………………………………………68
筋肉内注射………………………………52, 54, 59

く

グアニン塩基……………………………………16
靴カバー…………………………………………64
クラスⅡ・タイプ B………………………32, 34, 86
クランプ……………………………………55, 56
クリーンベンチ……………………………32, 33
グルココルチコイド受容体……………………12
クロスリンク…………………………………8, 11
クロルナファジン………………………………20

け

経管栄養チューブ…………………………50, 54
経管用の抗がん薬………………………………91
経口摂取……………………………………22, 27

103

経口法	52, 54
経口薬	26, 52, 75, 91
経口与薬	59
警告用ラベル	39, 45, 50, 52, 66
警告用標識	62, 64
携帯型ディスポーザブルポンプ	57, 58, 74, 76, 91
経皮的吸収	26
経鼻胃管	60, 61
化粧	51
血管新生	12
血小板減少	7
結腸がん	76
下痢	7
健康影響	1, 2, 16, 22, 66
健康管理	3, 82
──体制	3
健康教育	3
健康診断	82
健康問題	17
検尿	83

こ

抗悪性腫瘍剤の院内取扱い指針	2, 20
抗アンドロゲン剤	10, 12
抗エストロゲン剤	10, 12
抗がん抗生物質	9, 11
抗がん剤曝露を防止するための患者・家族への指導指針（案）	72
抗がん作用	7, 16
抗がん薬	7, 13, 80
──がこぼれた場合の処理	62, 64, 90
──専用作業台	40, 45
──取り扱いトレーニングプログラムセット	98
──取り扱い用品	98
──の注入の手順	49
──の取扱い基準（日本病院薬剤師会）	20
──の突然変異活性	38
──の付着した手	27
──の分類	8
──搬送用の専用コンテナ	51
──曝露の程度	93
──付着物	25, 66, 67
──用混合調製器具	48
──用シリンジ	99
──用調製システム	100
──用輸液システム	53
──を取り扱う全職員への教育・訓練	83
抗がん薬の安全な取り扱いのためのチェックリスト	94
酵素	13
抗増殖作用	12
口内炎	7
ゴーグル	87
五管理	3, 82
呼気中	14
国際がん研究機構	20
誤刺	25, 27, 69
──予防	46
個人防護具	87, 92
国家的な施策	2, 4, 7, 79, 92
骨髄異形成症候群	17
骨髄障害	7
こぼれ	23, 24, 25, 45, 90, 91
──報告	63
こぼれた薬剤	62
──の処理	22
こぼれた時	96
コメットアッセイ	3, 17, 19
混合調製	3
混合・調製の場所と施行者	86
コンテナ	90

さ 行

さ

サーベイランス……………………………84
災害発生時…………………………………50
剤形…………………………………………50
催奇形性……………………2, 17, 18, 20, 22, 73
在宅…………………………………………68
　　──における看護………………………22
　　──における患者・家族の曝露防護…75
　　──における抗がん薬治療……………26
サイトカイン製剤………………………10, 12
サイド………………………………………20
細胞周期…………………………………7, 12
細胞増殖………………………………………8
　　──抑制薬………………………………7
細胞毒性……………………………8, 16, 21
細胞分裂の制止作用………………………12
作業管理…………………………………3, 82
作業環境……………………………………31
　　──管理………………………………3, 82
差し込み式便器用カバー…………………70
殺細胞作用………………………………8, 11, 12
殺細胞性抗がん薬………………………8, 9
サテライト薬剤部…………………………86
坐薬……………………………………54, 61, 75
作用機序………………………………………8
産業保健………………………………………3
三酸化ヒ素……………………………10, 12
サンフランシスコの病院…………………85
三方活栓……………………………………55
残薬……………………………………25, 88

し

次亜塩素酸ナトリウム………………38, 65, 72
シールド……………………………………36
糸球体濾過率………………………………15
　　──率…………………………………15
シクロホスファミド……………9, 13, 14, 15, 20, 21
死産…………………………………………83
指針……………………………………………2
支持療法……………………………………26
地震…………………………………………50
シスプラチン……………………9, 13, 14, 15, 16
持続静脈注射化学療法……………26, 74, 76, 91
実地訓練……………………………………79
刺入針………………………………………74
刺入部………………………………………56
姉妹染色分体交換試験………………18, 19
就職時オリエンテーション………………79
集団スクリーニング………………………83
集尿バッグ…………………………………70
循環気率……………………………………34
消化器症状……………………………………7
焼却…………………………………………67
錠剤……………………………26, 49, 50, 60
床上排泄……………………………………70
消毒綿……………………46, 52, 53, 56, 59
消毒薬………………………………………80
静脈内注射……………………………52, 54, 58
職員の教育…………………………………81
職員の健康管理…………………………81, 82
職業性曝露………………………1, 2, 3, 4, 17, 22
白戸四郎………………………………2, 21
真性多血症…………………………………20
腎臓……………………………………14, 15
身体防護具………………………………37, 44
蕁麻疹様発疹………………………………27
診療報酬…………………………………3, 26

す

吸い上げ………………………………45, 47

水酸化ナトリウム……38
垂直層流式……34
水平層流式……32
水溶性・不透過性ランドリーバッグ……72
スウェーデン……1
スキル・レビュー……91
スコップ……62, 64
頭痛……26
ステロイド軟膏……69
ストーマ……90
　　──パウチ……25, 70
スパイク……86, 87
スピルキット……52, 62, 64, 90, 91, 96, 97, 98

せ

制がん効率……12
精子毒性……17, 18, 21, 22, 73
生殖細胞……19
正常細胞……7, 8
生体内利用率……13
生物学的安全キャビネット……31
生理活性物質……8
生理食塩水……55, 69, 86
接触……22, 26, 68
　　──性皮膚炎……2, 27
接続チューブ……99
洗眼器……68
全看護職員への教育……91
染色体……8
　　──異常……17, 21
全身投与……11
喘息様症状……26, 27
洗濯……91
専門職団体……2
専用コンテナ……86
前立腺がん……12

そ

掃除機……65
増殖……16
　　──抑制作用……12
側管注入口……57
組織壊死……2, 27
組織的な教育……3
その他の抗がん薬……8, 10, 12, 14

た 行

た

体液……90
　　──の取り扱い……71
耐貫通性廃棄容器……25, 36, 39, 45, 52, 53, 54, 56, 59, 64, 65, 66
体腔内注入法……42, 52, 54, 61
代謝……13, 14
　　──拮抗剤……8, 9, 14
　　──部位……14
胎児……21
滞留液……62
大量化学療法……8
脱毛……7
タミバロテン……10, 12
担子菌多糖体……12
胆汁中……14, 15, 16
蛋白結合型薬物……13
蛋白結合率……13, 15

ち

チェックリスト……94
チオ硫酸ナトリウム……38, 65
チオ硫酸ソーダ……36, 37, 38
蓄尿バッグ……25
チューブリン……11
中央薬剤部……86

索　引

注射器 …………………… 24, 26, 35, 46, 48, 52
　　──内の空気の排出 ………………… 24, 26
注射針 ………… 24, 25, 27, 35, 39, 46, 48, 52, 69
　　──の取り外し …………………………… 24, 26
注射法 ……………………………………………… 52
注入器 ……………………………………………… 60
調製 ………………………………………………… 91
　　──時 ………………………………………… 23
　　──用のテーブル …………………………… 86
　　──用フィルター付きバイアルアダプタ … 99
　　──用プロテクタ …………………………… 99
調製・与薬準備 ……………………… 22, 31, 35, 45
調製・与薬用品 ……………………………… 99, 100
腸ろうチューブ ……………………………… 60, 61
直腸がん ………………………………………… 76
治療終了後48時間 ……………… 16, 25, 69, 71, 88

つ

使い捨て …………………………………………… 44
筒先キャップ ………………… 46, 47, 49, 58, 60, 61

て

手洗い ……………… 36, 40, 42, 44, 45, 52, 54, 56, 58, 62
ディスポーザブル尿器 …………………… 88, 89
ディスポーザブル便器 ……………………… 89
低分子化合物 ……………………………………… 8
手袋 ………………………… 40, 41, 44, 71, 87, 90
テロメアーゼ関係因子 ……………………… 12
転写 ………………………………………………… 8
点滴針 …………………………………………… 27
点滴静脈内注射 …………………… 52, 53, 54, 57
点滴スタンド …………………………………… 56
点滴セット ………………… 24, 35, 39, 45, 54, 55, 56, 86, 88
　　──のプライミング ……………………… 54
点滴バッグ ………………… 24, 35, 39, 49, 88
　　──の接続や抜去 ………………………… 87
点滴ライン ……………………………………… 86

と

トイレ …………………………………… 69, 88, 90
動物実験 ……………………………… 17, 20, 32
特異的阻害 …………………………………… 7, 8
毒性発現 ……………………………… 13, 14, 15
特別管理産業廃棄物処理 …………………… 67
ドセタキセル …………………… 9, 11, 14, 15
突然変異 ……………………………………… 19
飛び跳ね ………………………………… 23, 24
塗布法 ………………………………………… 52
吐物 …………………………………………… 25
　　──の取り扱い ………………………… 71
　　──受け ……………………………… 90
　　──の処理方法 ………………………… 74
トポイソメラーゼ阻害剤 …………… 9, 11, 14
取り扱いガイドライン・マニュアル … 81, 82, 86
トレチノイン …………………………… 10, 12
ドレッシング剤 …………………………… 61
ドレナージバッグ ………………………… 71

な　行

な

ナースプラクティショナー ……………… 91
内服薬 ……………………………………… 59
軟膏 ………………………………………… 75

に

二次性悪性疾患 …………………………… 8
二層性ガウン ……………………………… 87
ニトリル製の手袋 ………………………… 41
2％次亜塩素酸ナトリウム … 35, 36, 37, 38, 39, 40, 52, 55, 70
日本看護協会 …………………………… 2, 82
二本鎖 …………………………………… 8, 16
日本病院薬剤師会 …………………… 2, 20
乳がん …………………………………… 12

尿	25, 91	排尿・排便の方法	73
尿器	88, 89	パウダーフリー	41
尿細管	15	パクリタキセル	9, 11, 13, 14, 15
尿失禁	90	曝露	22
尿中	14, 15	──経路	26
尿中変異原性物質	1, 3	──時の緊急処置体制	83
尿量測定容器	88, 89	──時の緊急対応	68
尿量の計測	69, 70	──の機会	22
妊娠	21	──防止	45, 86
──への配慮	83	──防止策を実行すべき時間	16, 69, 71, 75, 88
妊婦	21	破損	24
の残った抗がん薬	52	バックプライミング	54, 55, 57
ノルウェー	1	白金製剤	9, 11, 14, 16
		白血球減少	7
		白血病	12
		抜針	91

は 行

は

バイアル	23, 24, 26, 31, 46, 47, 48	ハット	88, 89
──内の陽圧化	23	発がんスクリーニングテスト	19
排液	90	発がん性	2, 8, 17, 18, 20, 22, 73
──用のバッグ	62	──リスク	20
廃棄	66	ハドウ	1
廃棄物処理業者	26	──のパラドックス	1
廃棄物の処理	88	針	24
廃棄物の処理及び清掃に関する法律	67	針刺し	22
廃棄物・リサイクル対策部	67	針刺入部	56
廃棄容器	36, 39	ハリソン	17, 18, 20
廃棄用バッグ	88	パワーポイント	91
排気率	34	搬送の手順	51
廃抗悪性腫瘍剤	67	搬送用コンテナ	51
ばいじん	23		

ひ

排泄	13, 14, 15, 88	皮下埋め込み式ポート	90
──経路	14, 15	皮下注射	52, 54, 59
──時間	16	ビカルタミド	10, 12
──物	13, 25, 91, 95	引き出し	51
		ピシバニール	12

索引

微小管 …………………………………… 11
非ステロイド系消炎鎮痛剤 ……………… 15
ビタミンA誘導体 ………………………… 12
非特異的免疫賦活剤 …………………… 10, 12
非特異的阻害 ……………………………… 7, 8
ヒトに対する発がん性リスクの分類（IARC）…… 20
ビニールコーティング …………………… 43
鼻粘膜のただれ …………………………… 26
ビノレルビン ……………………………… 9, 11, 14
皮膚損傷 …………………………………… 26
皮膚に付着した時 ………………………… 75
皮膚・粘膜への接触 ……………………… 26
皮膚への付着 ……………………………… 22
非膀胱上皮性腫瘍 ………………………… 20
ヒューム …………………………………… 23
病院看護基礎調査（1999年）……………… 2
病院機能評価 ……………………………… 3
標準治療 …………………………………… 8, 9
標的がん腫 ………………………………… 8, 9
漂白剤 ……………………………… 35, 37, 38, 72
微粒子 ……………………………………… 26, 42
ピン針 ……………………………………… 55, 57

ふ

ファルク …………………………………… 1, 19
フィッシュボーン ………………………… 87
フィルター ………………………………… 34
フード ……………………………………… 65
フェアチャイルド ………………………… 20
フェイスシールド ……… 42, 43, 44, 62, 69, 71, 90, 98
不活性化 …………………………………… 67
　　──ワイプ …………………………… 38, 98
腹腔内注入法 ……………………………… 61
腹腔内投与 ………………………………… 11, 90
副作用 ……………………………………… 7, 17
副腎皮質ホルモン剤 ……………………… 10, 12

腹水 ………………………………………… 16, 71
複製期 ……………………………………… 7, 8
複製準備期 ………………………………… 7
腹膜ポート ………………………………… 62
付着 ………………………………………… 26
　　──した体液 ………………………… 90
付着物の廃棄 ……………………………… 22, 25
プライミング ………………… 24, 53, 54, 55, 86, 87
　　──セット …………………………… 99
プラスチック製スコップ ………………… 64, 65
フルオロウラシル ………………………… 13, 14, 15
フルタミド ………………………………… 10, 12
プロゲステロン剤 ………………………… 10
プロトコール ……………………………… 68
分化促進剤 ………………………………… 10, 12
分子標的治療薬 …………………………… 10, 12
粉砕 ………………………… 49, 50, 59, 60, 61, 91
粉じん ……………………………………… 23
分布 ………………………………………… 13
分別 ………………………………………… 67
糞便中 ……………………………………… 14
粉末薬剤 …………………………………… 47
分裂 ………………………………………… 16
　　──期 ………………………………… 7
　　──準備期 …………………………… 7

へ

ヘアキャップ ……………………………… 43, 44, 62
米国労働安全衛生局 ……………………… 32, 92
米国における抗がん薬曝露防止 ………… 85
米国薬局方 第797条 ……………………… 40
米国労働安全衛生研究所 ………………… 42
閉鎖式オスコネクタ ……………………… 100
閉鎖式システム ……………… 45, 57, 58, 61, 86
閉鎖式デバイス …………………………… 87, 92
閉鎖式輸液ライン ………………………… 87

ヘパリンフラッシュ	91
便	25, 91
変異	19
変異原性	2, 8, 17, 18, 19, 22, 66, 73
──試験	19
便器	89
──の清掃	70

ほ

崩壊懸濁化	60
膀胱がん	20
膀胱内注入法	61
膀胱留置カテーテル	70, 90
防護具	35, 36, 37, 39, 40, 45, 50, 52, 53, 54, 56, 58, 59, 60, 62, 64, 69, 98
──の活用	40
──の装着	41
──の外し方	44
──の必要性	40
防護用品	98
放射線	80
放線菌ペプチド	12
蜂巣炎	27
法的規制	84
訪問看護師	26, 91
ポータブルトイレ	70
──用カバー	70
ポート	62, 76, 90
保管庫	86
保管の手順	50
保管・搬送	50, 97
保護メガネ	42, 43, 44, 62, 71
母胎	21
ホフマン	21, 30
ポリエチレン製ガウン	43
ポリプロピレン製	66
ホルモン感受性	12
ホルモン製剤	8, 10, 12

ま 行

ま

マイトマイシンC	9, 13, 14
マスク	42, 44, 87, 90
──フィッティング	92
末梢組織	14
マニュアル	26, 81, 82, 83, 86

み

ミスト	23
密閉式プラスチックバッグ	36, 37, 38, 39, 40, 44, 45, 50, 51, 52, 53, 54, 56, 59, 61, 62, 64, 65, 66, 70

む

無菌操作	32, 33
娘細胞	8
無精子症	21
無毒化	67

め

メインの輸液	54, 55
滅菌ガーゼ	46, 53, 54, 55, 56, 58, 62
メッセンジャーRNA	8
メディカルサーベイランス	84
目に入った時	75
目への飛び散り	22, 27, 92
免疫反応	12

や 行

や

薬剤材料	8
薬剤師	2, 3, 17, 50, 60, 91
薬剤のこぼれ	45
薬剤の吸い上げ	45
薬剤の取り扱い	45

薬剤の粉砕	49, 59, 61
薬剤部	23, 86
薬品棚	24, 51
薬物	13
——感受性	7
——動態	13
——容量	8
薬理活性	13

ゆ

融解	67
有害物取扱者	3
有害薬剤専用廃棄容器	25, 36, 38, 40, 44, 45, 52, 53, 54, 59, 61, 67
有糸分裂	7, 21
遊離型薬物	13, 15
輸液セット	99, 100
輸液バッグアダプタ	99
輸液バッグ接続コネクタ	99
輸液ライン	24

よ

陽圧	23, 47, 86
——化	23
溶解	47, 48, 60
——法	60
容量—効果関係	8
溶連菌製剤	12
与薬	22, 24, 52, 94
——時	23, 24
——における必要物品	54
——方法別の手順	53

ら 行

ら

ラテックス	80

り

リキャップ	52
リネン類	25, 71, 72, 90, 95
——の取り扱い	22
リュープロレリン酢酸塩	10, 12
流産	20, 21, 22, 73, 83
臨地実習	81

る

ルアロック式	24
——注射器	45, 46, 47, 49, 58, 61
——注射器キャップ	98
——注射器三方活栓接続コネクタ	99
——注射器接続コネクタ	99

れ

冷湿布	69
レチノール誘導体	12
レンチナン	10, 12

ろ

労働安全衛生局	1, 92
労働衛生管理対策	82
労働衛生教育	82
ロック式	57

わ 行

わ

ワンピース型ストーマパウチ	70, 71

看護師のための抗がん薬取り扱いマニュアル
──曝露を防ぐ基本技術　第2版

定価（本体 2,000 円＋税）

2007年10月31日	初　版第1刷発行
2010年10月15日	初　版第3刷発行
2013年 8 月22日	第2版第1刷発行

編著者　石井　範子　　＜検印省略＞

発行所　ゆう書房
〒152-0023　東京都目黒区八雲 3-29-20-209
電話／FAX　03-5701-3399
E-mail：k-makino@n01.itscom.net

印刷所　株式会社 スキルプリネット

装丁／装釘室　臼井新太郎

表紙装画／日影ひろみ

●本書の一部または全部を許可なく複写・複製することは，著作権・出版権の侵害になりますのでご注意ください

Ⓒ2013　Printed in Japan

ISBN 978-4-904089-02-6 C3047